医法圆通

清·郑钦安 著

山西出版传媒集团
山西科学技术出版社

微信扫码　在线听书

传承中医智慧
弘扬中医文化

🎧 在线听书

畅享听书乐趣，感悟中医之道。

☆拓展研究：走近作者郑寿全，了解"火神派"发展历程。

☆中医理论课：掌握理论知识，奠定坚实基础。

☆中医文化：聆听名家音频，汲取文化精髓。

敬知非①原序

余向就刑幕,历膺牛廉访、王爵令、杨明府之聘,恐久而造孽,退乐。余酷嗜医,然不欲行。人知,邀必赴。依仲景六经,平脉辨证,处方辄去,不知其贫富,亦无贵贱。迁徙恒无定雅,不作门市想。闲居,读《灵》《素》《难经》,心知其意,必解出,多不成帙,任其零星,亦无意收束。秋得临邛钦安郑子《医理真传》一书,点读再过,知有所得于性理而涵养者深,藉医为发明耳。发于医,则救医也切。救医切,则济世也

---

① 敬云樵(名知非)先生生平事迹,仅从《四川近现代物传》第四辑成都四大名医之首沈绍九传中,知其梗概。沈传云:"十九世纪末,沈绍九正式行医,疗效较差,苦无起色。时有浙人敬云樵先生,游幕来川,学问渊博,医理高深,为其指出,习医者绝不可拘泥一家之说,尤为要者,当研习《内经》《难经》《伤寒论》《金匮要略》等经典著作,以求本溯源,然后博及群书,融通百家之说,舍短取长,灵活运用,方可临症自如,立于不败之地。沈大悟……"

由此观之,沈氏之成就,实由敬氏之指教,而敬氏医理医术之精湛,可以概见。

宏。殆乐善而自好者，与神交久之。冬乃晤，一见如故，称快事焉。适《医法圆通》又成，及门议复锓，钦安谦谦君子，出草索摘疵。噫！无瑕矣。何虚心若是耶！特以医关人性命，书留传久远，不得不慎，抑又仁慈之心也。余粗知医，故知钦安之医高，高必传，传仲景，非传钦安。钦安传仲景六经之法，仲景之六经显，而钦安亦与之俱传，是钦安因传仲景之六经而传，而钦安之所学，先于仲景之六经而有所得者，亦赖仲景而共传。由是推之，书之传与不传，恒视其人之学为何如耳。余爱钦安之书，实爱钦安之学。钦安之学，渐臻圆通之境，故名其书曰《圆通》。因识其圆通，慕其圆通，爱乐为《圆通》之评。夫著《医法圆通》者，钦安也；而评圆通医法者，为麻城知非敬氏。

时在清之同治十三年甲戌中秋序于锦城庐山仙馆

沈 序

闻之医者，意也。谓以我之意，消息病人之气机，审其盈缩，相其阴阳，定其中外，各守其乡，以施攻补。证有千变，药亦千变，而其收效则如一。《素问·八正神明论》曰："合人形于阴阳四时，虚实之应，冥冥之期。""视之无形，尝之无味，故谓冥冥，若神仿佛。"又曰："观于冥冥者，言形气荣卫之不形于外。而工独知之，以日之寒温，月之虚盛，四时气之浮沉，参伍相合而调之，工常先见之，然而不形于外，故曰观于冥冥焉。通于无穷者，可以传于后世也。是故工之所异也，故俱不能见也。"夫不能见而工常先见之，若神仿佛，上合昭昭，下合冥冥，通于无穷，传于后世，此之谓圆通。至圆者，莫如珠。医之意，珠是也。惟其能圆，是以能通。所通维何？通神明也，通造化也。夫神明造化，乾坤定位，主宰者理，流行者气，对待者数。理、气、数三者，浑为太极，判为两仪、四相，成乎八卦。三才立而五运分，六气变而四时行，百物生而八风动，于是乎，苛疾起而莫能逃，此之谓法。法天效地，法阴则阳，知升知降，知潜知浮，知迎知拒，皆通以意而成为法。法即意，珠也，即智囊也，皆性花也。然之言也，必医者先得弄丸心法，从《河图》《洛书》，一顺一逆，先后八卦，能颠能倒，默而识之，学而不厌。有诸己而后能验诸人。以圆通之心法，著圆通之医法，岂易易哉？

余于医道，究心有年，求其识此意者或寡矣。不意友人郑钦安者，有《医法圆通》之书焉。余回环读诵，见其篇中，如论乾坤，论坎离，论五行，论六步，论气血，论水火，论外感，论内因，论阳虚，论阴虚，总其要曰：阴阳而已。又曰：有余、不足尽之矣。又曰：人活一口气。皆根柢之谈，不同泛常之论，又非杜撰，悉推本于《灵》《素》《难经》及仲景《伤寒》《金匮》之义。所载各方尽是经方，所引时方，出不得已，非其本怀。作之谓圣，述之谓贤，钦安之书，吾无间然矣。非洞明乎一身之气机，圆乎三才之理数，而先得医之意者，其能之乎？其言又皆数十年来临证效验，及与二三及门互相质疑辨难所汇而集者，精核不移，万举万当，诚度世之金针、医学之标准也。余既珍而宝之，复怂恿授梓，以公诸世。钦安之造福奚有量耶！吾知其克昌厥后矣，不揣固陋，因以颂为序。

时清之同治十三年蒲节月郫筒沈古斋化三敬题

自 序

尝阅各家著作，皆有精义，独嫌者，大海茫茫，无从问津。余亦粗知医，每闲暇必细检阅，随地随时，穷究天地、生人生物、盈虚消长这个道理。思之日久，偶悟得天地一阴阳耳。分之为亿万阴阳，合之为一阴阳。于是以病参究，一病有一病之虚实，一病有一病之阴阳。知此，始明仲景之六经还是一经，人身之五气还是一气，三焦还是一焦，万病总是在阴阳之中。仲景分配六经，亦不过将一气分布上下、左右、四旁之意，探客邪之伏匿耳。舍阴阳外，岂另有法哉！

余不揣鄙陋，采取杂证数十条，辨明内外，判以阴阳，经方、时方皆纳于内。俾学者易于进步，有户可入。虽非万举万当，亦可为医林之一助云尔。

同治甲戌季夏月蜀南临邛郑寿全钦安撰

微信扫码　在线听书

传承中医智慧
弘扬中医文化

🎧 在线听书

畅享听书乐趣，感悟中医之道。

☆**拓展研究：**走近作者郑寿全，了解"火神派"发展历程。

☆**中医理论课：**掌握理论知识，奠定坚实基础。

☆**中医文化：**聆听名家音频，汲取文化精髓。

目 录

卷一 ……………………… 1
　用药弊端说 …………… 1
　各证辨认阴阳用药法眼
　　………………………… 5
　　心病不安 …………… 5
　　肺病咳嗽 …………… 9
　　肺痿、肺痈 ………… 12
　　胃病不食 …………… 13
　　脾病呕吐、泄泻 …
　　………………………… 15
　　肝病筋挛 …………… 19
　　肾病腰痛 …………… 20
　　头痛 ………………… 23
　　目病 ………………… 26
　　耳病肿痛 …………… 28
　　鼻流清涕 …………… 30
　　鼻孔煽动 …………… 33

　　唇口红肿 …………… 34
　　齿牙肿痛 …………… 35
　　口臭 ………………… 36
　　舌肿、舌痛、重舌、
　　舌强、舌麻、舌木、
　　舌缩 ………………… 38
　　喉蛾 ………………… 39
　　两手膀臂痛 ………… 40
　　心痛 ………………… 42
　　胃痛 ………………… 43
　　脐痛 ………………… 45
　　疝证 ………………… 46
　　遗精 ………………… 48

卷二 ……………………… 50
　大便不利 ……………… 50
　小便不利 ……………… 52
　淋证 …………………… 53

膝肿痛 …… 55	虚劳 …… 85
脚气 …… 56	厥证 …… 87
喘证 …… 57	谵语 …… 88
汗证 …… 59	女科门 …… 88
健忘 …… 62	求嗣约言 …… 97
惊悸 …… 64	妊娠 …… 98
不卧 …… 65	妊娠产后诸疾约言
痫证 …… 66	…… 98
呃逆 …… 68	小儿诸疾约言 … 98
反胃 …… 68	外科约言 …… 100
癫狂 …… 70	**卷三** …… 103
胀满 …… 71	伤寒溯源解 …… 103
小儿抽掣 …… 74	辨温约言 …… 107
中风 …… 76	辨认邪盛热炽血伤病情
中痰 …… 77	…… 108
中食 …… 78	干呕不止 …… 108
脱肛 …… 78	张目谵语 …… 109
痔疮 …… 79	口渴饮冷不止 ……
赤白浊 …… 81	…… 109
血证门 …… 82	大汗如雨 …… 109
发斑 …… 83	舌苔干黄,烦躁不宁
痿躄 …… 84	…… 109

狂叫不避亲疏…… 109	阴囊如斗……… 113
二便不利……… 110	周身红块……… 113
鼻如煤烟……… 110	身冷如冰，形如死人 ……… 113
肛门似烙……… 110	头面肿痛……… 114
小便涓滴作痛…… 110	**辨认阴盛阳衰及阳脱病情** ……… 114
食入即吐……… 110	头痛如劈……… 114
昏沉不省人事…… 111	目痛如裂……… 114
日晡发热饮冷，妄言鬼神……… 111	耳痒欲死……… 115
	印堂如镜……… 115
呃逆不止……… 111	唇赤如朱……… 115
鼻血如注……… 111	两颧发赤……… 115
斑疹频发……… 112	鼻涕如注……… 115
干咳无痰，吐涎胶黏 ……… 112	口张气出……… 115
	眼胞下陷……… 116
喉痛厥逆……… 112	白眼轮青……… 116
脓血下行不止…… 112	目肿如桃……… 116
	目常直视……… 116
皮毛干粗……… 112	目光如华……… 116
筋挛拘急……… 113	面色光彩……… 116
	面如枯骨……… 117

面赤如朱	117	皮毛出血	123
齿牙血出	117	阴囊缩入	123
牙肿如茄	117	两脚大烧	123
耳肿不痛	118	两手肿热	123
喉痛饮滚	118	两乳忽肿	123
咳嗽不已	118	疮口不敛	124
气喘唇青	118	痘疮平塌	124
心痛欲死	118	肛脱不收	124
腹痛欲绝	119	小便不止	124
肠鸣泻泄	119	腹痛即泄	124
大便下血	119	身疼无热	124
小便下血	119	身热无疼	125
精滴不已	120	身冷内热	125
午后面赤	120	身热内冷	125
身痒欲死	120	身重畏冷	125
大汗如雨	120	身强不用	126
大汗呃逆	121	脚轻头重	126
身热无神	121	脚麻身软	126
吐血身热	121	气喘脉劲	126
大吐身热	121	吐血脉大	127
大泄身热	122	虚劳脉动	127
午后身热	122	辨脉切要	129

切脉金针…………130
相舌切要…………131
　舌上白苔…………131
　舌上黄苔…………131
　舌上黑苔…………131
万病一气说…………132
胎元图………………135
胎元图说……………136
用药须知……………137
　外感风寒忌收纳也
　………………137
　内伤虚损忌发散也
　………………137
　阳虚吐血忌滋阴也
　………………138
　阴虚吐血忌温补也
　………………138
　阳虚一切病证忌滋阴也
　………………139
　阴虚一切病证忌温补也
　………………139
　病有宜汗者……139

病有不宜汗者
　………………139
病有宜吐者……141
病有不宜吐者
　………………142
病有宜下者……142
病有不宜下者
　………………143
服药须知………145
卷四……………147
失血破疑说………147
"益火之源，以消阴翳"辨解………149
"壮水之主，以制阳光"辨解………150
申明"阴盛扶阳，阳盛扶阴"的确宗旨
　………………151
邪正论……………151
客问参芪归地辩论
　………………153

分脾肾为先后二天解 …………… 156

六客辨解 …………… 158

胎前忌服药品辨解 …………… 159

食气篇 …………… 160

一气分为六气图 …………… 161

一气分为六气图说 …………… 162

太阳经用药图 …… 163

桂枝汤圆通应用法 …………… 163

太阳经腑用药图 …………… 166

麻黄汤、五苓散圆通应用法 …………… 166

阳明经证用药图 …………… 168

葛根汤圆通应用法 …………… 168

阳明腑证用药图 …………… 169

白虎汤圆通应用法 …………… 170

阳明里证用药图 …………… 171

大承气汤圆通应用法 …………… 171

少阳经用药图 …… 172

小柴胡汤圆通应用法 …………… 173

太阴经用药图 …… 174

理中汤圆通应用法 …………… 175

少阴经用药图 …… 176

麻黄附子细辛汤、四逆汤圆通应用法 …… 177

厥阴经用药图 …… 183

乌梅丸圆通应用法 …………… 183

医法圆通 卷一

(清)郑寿全[①]著

用药弊端说

用药一道,关系生死。原不可以执方,亦不可以执药,贵在认证之有实据耳。**眉批:** 医不执方药,在平日求至理而探玄奥。一得上中下阴阳实据,用药即不误人。病家知此理法,延医入门,以此审其高下,决其从违,《万病回春》立说之功不浅。此先医医,而后医病家,具见良工心苦。实据者何?阴阳、虚实而已。阴阳二字,万变万化。在上有在上之阴阳实据,在中有在中之阴阳实据,在下有在下之阴阳实据。无奈仲景而后,自唐、宋、元、明以逮本朝,识此者固有,不识此者最多。其在不识者,徒记几

[①] 郑寿全(1824-1911),字钦安。后人称其为"姜附先生""郑火神"。

个汤头、几味药品，不求至理，不探玄奥，自谓知医。一遇危证，大海茫茫，阴阳莫晓，虚实莫辨，吉凶莫分。一味见头治头，见脚治脚。幸而获效，自夸高手。若不获效，延绵岁月。平日见识用尽，方法使完，则又借口曰：病入膏肓，药所难疗。殊不知其艺之有未精也。

更有一等病家，略看过几本医书，记得几个汤歌药性，家人稍有疾病，又不敢自己主张，请医入门，开方去后，又或自逞才能，谓某味不宜，某味太散，某味太凉，某味太热，某味或不知性，忙将《本草备要》翻阅，看此药能治此病否。如治与病合则不言，不与病合则极言不是，从中添减分两。偶然获效，自矜其功，设或增病，咎归医士。此等不求至理，自作聪明，每每酿成脱绝危候。虽卢缓当前，亦莫能治，良可悲也。

更有一等富贵之家，过于把细些小一病，药才入口，稍有变动，添病减病，不自知也，又忙换一医，甚至月延六七位，每每误事。不知药与病有相攻者，病与药有相拒者，**眉批**：学养兼到之医，方能识此火候，太非易易。岂即谓药不对证乎？何不多延数时，以尽药力之长哉！余观古人称用药如用兵。有君臣，有佐使，有向导；有缓攻，有急攻，有偷关；有上取，有下取，有旁取；有寒因寒用、热因热用、塞因塞用、通因通用诸法。岂非知得药与病有相拒、相斗者乎？余愿富贵之家不可性急，要知病系外感，服一三道发散药，有立见松减些者。气滞、食滞、腹痛、卒闭之证，服行气、消导、开窍之品，有片刻见效者。若系内伤虚损日久，误服宣散、清凉、破气、滋阴等药，酿成咳嗽白痰、子午潮热、盗汗骨蒸、腹胀、面肿、气喘等证，又非三五剂可见大功。所以古人治病，有七日来复之说，或三十剂、五十剂，甚至七八十剂，始收全功者矣。

最可怪者，近之病家好贵恶贱，以高丽参、枸杞、龟、鹿、虎胶、阿胶、久制地黄、鹿茸等品奉为至宝；以桂、麻、姜、附、细辛、大黄、芒硝、石膏等味畏若砒毒。由其不知阴阳虚实至理，病之当服与不当服耳。

眉批：扪虱而谈，其言侃侃，有旁若无人之概。病之当服，附子、大黄、砒霜，皆是至宝；病之不当服，参、芪、鹿茸、枸杞，都是砒霜。无奈今人之不讲理何，故谚云：参、芪、归、地，治死人无过；桂、附、大黄，治好人无功。溯本穷源，实由于不读仲景书，徒记几个幸中方子，略记得些各品药性，悬壶于市，外着几件好衣服，轿马往来，目空一世。并不虚心求理，自谓金针在握。仔细追究，书且点不过两篇，字且画不清几个，试问尚能知得阴阳之至理乎？东家被他桂、附治死，西家被他硝、黄送命。相沿日久，酿成此风。所以病家甘死于参、芪、归、地之流，怕亡于姜、附、硝、黄之辈。此皆医门不幸，亦当世之通弊也。**眉批**：淋漓尽致。

余愿业斯道者，务将《内经》《难经》、仲景《伤寒》《金匮》、孙真人的《千金》《翼》诸书，与唐、宋、金、元，朱、张、刘、李并各后贤医书，彼此较量，孰是孰非。更将余所著《医理真传》并此《医法圆通》，留心讨究。阴阳务求实据，不可一味见头治头，见咳治咳，总要探求阴阳盈缩机关，**眉批**：医学骨髓，尽此一语，学者潜心。与夫用药之从阴从阳变化法窍，而能明白了然，经方、时方，俱无拘执。久之，法活圆通，理精艺熟，头头是道，随拈二三味，皆是妙法奇方。观陈修园先生《三字经》，列病数十条，俱言先以时方治之，不效，再求之《金匮》，明是知道近日医生之胸中也。然时方如四君、六君、四物、八珍、十全、归脾、补中、六味、九味、阴八、阳八、左归、右归、参苏、五积、平胃、柴苓、逍遥、败毒等方，从中随证加减，亦多获效。大抵利于轻浅之疾，而病之深重者，万难获效。修园所以刻《三字经》与《从众录》之意，不遽揭其非，待其先将此等方法用尽，束手无策，而后明示曰，再求《金匮》，是教人由浅而深，探求至理之意也。窃以《金匮》文理幽深，词句奥古，阅之未必即解其至理，诚不若将各证外感、内伤、阴阳实据，与市习用药认证杂乱处搜出，以便参究。余岂好辩哉？余实推诚相与，愿与后世医生同入仲景之门，共用仲景之法，**眉批**：一片婆心。普济生灵，同登寿域，是所切望也。

各证辨认阴阳用药法眼

心病不安俗云：心跳、心慌

按：心病不安一证，有心血不足为病者，有心气不足为病者。心血不足为病者血不足则火必旺，其人多烦，小便短赤而咽中干，肌肤枯槁憔悴，而神不大衰，甚则狂妄、喜笑，脉必细数，或洪大，喜食甘凉、清淡、油润之品者是也。心气不足为病者气，阳也，气衰则血必旺，其人少神，喜卧懒言，小便清长，或多言、多劳力、多用心一刻，心中便潮热而自汗出。言者，心之声也。汗者，血之液也。多言、劳力及用心太过，则心气耗，气耗则不能统血，故自汗出。**眉批**：心气即心阳，所谓神也。神伤则精散，精散则不能统血，气液脱而为潮热、自汗，此是阳不能统阴，阴无所制，阴证蜂起。正本澄源，立法亲切，于治此病乎何有？甚至发呕欲吐心阳一衰，阴气上僭，故发呕，脉必细微，抑或浮空，喜食辛辣、煎炒、极热之品者是也。

目下市习，不辨阴阳，听说心不安宁，一味重在心①血不足一边，故治之有效，有不效。其所用药品，无非人参、酸枣、茯神、远志、琥珀、龙骨、朱砂、地黄、当归、元肉之类，与夫天王补心、定志、宁神诸方。然此等方药，全在养血，果系心血不足甚宜，若系心阳衰败则不当。此属当世混淆莫察之弊，不忍坐视不言，姑酌一治心阳虚方，以补市习之漏。

补坎益离丹

附子八钱　桂心八钱　蛤粉五钱　炙甘草四钱　生姜五片

用药意解

夫曰：补坎益离者，补先天之火，以壮君火也。真火与君火本同一气，真火旺则君火始能旺，真火衰则君火亦即衰。真火藏于水中，二气浑为一团，故曰一元。**眉批**：造化机械，阴阳根柢，露于腕下，作一幅活太极图观之，便得医之真实际也。真火上腾真火，天体也。其性发，用故在上，必载真水上升，以交于心，故曰离中含阴。又曰：气行血随，水既上升，又必复降下水，地体也。随气而至离宫，则水气旺极，极则复降下也，水下降，君火即与之下降，故曰阴中含阳。又曰：血行气附，主宰神明，即寓于浑然一气之中，昼则出而听政以从阳。阳在上也，曰

---

① 心：原文为"必"，疑误。

离。夜则入而休息以从阴，阴在下也，曰坎。此人身立命指归，医家宜亟讲也。

今病人心不安宁，既服养血之品而不愈者，明是心阳不足也。心阳不足，固宜直补其心阳。而又曰补坎者，盖以火之根在下也。余意心血不足与心阳不足，皆宜专在下求之，何也？水火互为其根，其实皆在坎也。真火旺则君火自旺，心阳不足自可愈；真气升则真水亦升，心血不足亦能疗。其所以服参、枣等味而不愈者，是未知得火衰而水不上升也。

方用附、桂之大辛大热为君，以补坎中之真阳。细查坎阳，乃先天乾金真气所化，故曰金生水。后人见不及此，一味补土生金，补金生水，着重在后天脾肺，不知坎无真气上腾，五脏六腑皆是死物。前贤叫人补脾者，先天赖后天以辅也。先天为体，后天为用。故《经》云：无先天而后天不立，无后天而先天亦不生。教人补金，是教人补先天真金所化之真气也。道家称取坎填离，即是盗取坎中一点金气也。余恒曰"人活一口气"，即此。考桂、附大辛大热，辛即金之味，热即纯阳之性也。仲景深通造化，知桂、附能回阳，故立白通、四逆回阳诸方，起死回生，其功迅速，实非浅见可测。**眉批**：乾分一气，落于坤中而成坎，乾即金也，坎即水也。坤中得阳即是火，火曰炎上，故能启示上升而交于心。心属火为离，离中得水，水曰润下，又变火而下降，全是一金为之斡旋。桂、附辛归金而热归火，大能升水降火，交接心肾。先生独得仲景之秘，不惜金针暗度，知非再表而彰之，俾医门悉知仲景之微理，大胆用附、桂以起死回生，病家放心服桂、附以疗生而救死，孰谓病风不可挽？复取蛤粉之咸以补肾，肾得补而阳有所依，自然合一矣。附、桂补坎中之阳。阳，气也。蛤粉补坎中之阴。阴，血也。气行血随，血行气附，阴阳合一，升降不乖，何心病不能治乎？此方功用最多，凡一切阳虚诸证，皆能奏功，不独此耳。况又加姜、草调中，最能交通上下。故曰：中也者，调和上下之枢机也。此方药品虽少，而三气同调，学者务在药之性味与人身之气机，何品从阳，何品从阴从阴、从阳，旨归不一，有从元阴、元阳者，坎离之说也。有从太阳、太阴、少阳、少阴、阳明、厥阴者，六步之谓也。其中之浅浅深深，药性各有专主，须要明白；如何为顺，如何为逆顺者，是顺其气机之流行。逆者，逆其气机之欲往。**眉批**：从阴从阳、顺往逆来，是用药调气机之手眼，亦医门讲理法治病之权衡。夫人自出母腹，元阴元阳变为坎离，其根落在坤中，由是气传子母，应天度而化生，六经上下往来，表里雌雄相输应，二六不停。水火者，气液也，随呼吸而有升降，布五行而有部分，医能明此，号曰上工。钦安酌此一方，名曰补坎益离丹，以治心阳虚证，深得太阳与少阴为表里之机关，窥见岐黄根柢，从桂枝汤变化而出，直透仲景之心法，且不惮烦劳，于辨证用药中，剖明阴阳大旨。学者入理深谈，已有把握。知非更拈出仲景治少阴、太阴两大法门，真武何以用附子而不用干姜，理中何以用干姜而不用附子，其四逆附子、干姜并用，何以又独称为救里而治无专经。此间阴阳奥妙，进退出入，包含气机不少，如何用药认证，以合气机。此皆六步之中，亦有从阴从阳之浅深，药性亦各有专主，均可变化推衍，增减随宜。知非不能明辨，愿以俟学者之深参而有得焉。把这病之阴阳实据，与夫药性之阴阳实据，握之在手，随拈一二味，皆能获效。匪夷所思，余阅之久矣。

奈世人沉溺莫挽，深为可慨。兹特再即此方之理推之，与仲景之白通汤同法也，桂枝龙骨牡蛎汤同法也，大、小建中汤同法也，即与后贤之参附汤、卦髓丹、阳八味皆同法也。古人立方，皆是握定上、中、下三部之阴阳，而知药性之浅深功用，故随手辄效，得以名方。今人只徒口诵心记，而不识至理攸关，无怪乎为方药所囿矣。更可鄙者，甘草仅用数分，全不知古人立法立方，其方皆有升降，皆用甘草，诚以阴阳之妙，交会中宫，调燮之机，专推国老。何今之不察，而此风之莫转也。

肺病咳嗽

按： 咳嗽一证，有从外而入者，有从内而出者。

从外而入者，风、寒、暑、湿、燥、火之邪干之也六客各有节令不同，须知。客邪自外而入，**眉批：** 客邪者，每年六步客气之邪也。闭其太阳外出之气机，气机不畅，逆于胸膈。胸中乃肺地面，气欲出而不出，咳嗽斯作矣。定有发热、头痛、身痛一段。风邪干者，兼自汗、恶风；寒邪干者，兼无汗、恶寒；暑邪干者，兼口渴饮冷、人困无力；湿邪干者，兼四肢沉重、周身觉冷而酸疼，不甚发热；燥邪干者，兼吐痰胶黏、喜饮清凉；火邪干者，心烦、脉洪、小便短赤、饮冷。

从内而出者，皆是阳虚阴盛之候。阴虚也有，十中仅见一二。因阳虚者，定见困倦懒言、四肢无力，人与脉息无神，唇舌青淡白色，而喜热饮、食少、心烦，身无发热痛苦。即有烧热，多在午后，非若外感之终日发热无已时也。**眉批**：辨证的。因心肺之阳不宣，不能化其本经之阴邪，逆于胸而作者，其人无外感可征。

凡事不能用心劳力，稍用心力一分，心便潮热，自汗出，咳嗽更甚，多吐白泡清痰近市医家，每称为陈寒入肺，其实不知心肺阳衰，而内寒自生也。**眉批**：小注辨理确。因脾胃之阳不足，不能转输津液水谷而作者，其人饮食减少，腹满时痛，多吐清冷痰涎，喜食辛辣、椒姜、热物。因肝胆之阳不足，不能收束其水，挟龙雷指阴气也，而水泛于上，直干清道而作者，其人腰胁胀痛，足膝时冷，两颧时赤，夜间痰水更甚，咽干不渴若渴饮冷，便是阴虚火旺。**眉批**：小注辨得清。

凡此内外两法，不得紊乱。审是从外而入之风邪干者，去其风而咳嗽自已，如桂枝汤、祛风散是也。寒邪干者，散其寒而咳嗽自已，如麻黄汤、小青龙汤是也。暑邪干者，清其暑而咳嗽自已，如益元散、清暑汤是也。湿邪干者，渗其湿而咳嗽自已，如二陈汤、桂苓术甘汤是也。燥邪干者，润其燥而咳嗽自已，如甘桔汤、麦冬饮之类是也。火邪干者，散其火，清其火，而咳嗽自已，如导赤散、葛根芩连汤之类是也。审是从内之心肺阳衰者，扶其阳而咳嗽自止，如姜桂茯半汤、温肺饮之类是也。审是脾胃阳衰者，舒其脾胃而咳嗽自止，如半夏生姜汤、香砂六君汤、甘草干姜汤之类是也。审是肝肾阳衰，水邪泛上者，温其肾而咳嗽自已，如真武汤、滋肾丸、潜阳丹加吴萸之类是也。果见阴虚而致者，其人水少火多，饮食易消，精神、言语、声音必壮，心性多躁暴，肌肤多干粗，吐痰胶黏，喜清凉，脉必细数，恶辛辣热物，方是的候，如鸡子黄连汤、六味地黄之类皆可服也。尚有一等，久病无神，皮肉如火炙而无润泽，喜热恶冷，此尤属真气衰极，不能熏腾津液而灌溉肌肤，十有九死。更有一等，阳虚阴盛已极，元阳将脱之咳嗽，气喘痰鸣，六脉浮空，或劲如石，唇青、爪甲黑，周身大热，自汗，乃脱绝危候，急宜大剂回阳饮治之，十中可救二三。余曾经验多人，但逢此候，务先在药单上拟明，以免庸俗借姜、附为口舌。

　　余又得一奇法。**眉批：**非法之奇，乃人之愚者多也，故又借一"奇"字，以醒人眼目。一人病患咳嗽，发呕欲吐，头眩腹胀，小便不利。余意膀胱气机不降而返上，以五苓散倍桂，一剂便通，而诸证立失。由是观之，医贵明理，不可固执，真不谬矣。

查目下市习，于咳嗽一证，每每见痰化痰，见咳止咳，所用药品，无非杏仁、贝母、冬花、紫菀、百合、桑皮、化红、苏子、白芥、南星、薄荷、半夏，与夫参苏饮、苏陈九宝、滋阴六味，一味杂投，以为止咳化痰，每每酿成劳证，此岂药之咎哉？由其不知内外各有攸分，阴阳各有实据，药性各有专主，何其相沿不察，贻害无穷也。余故辨而正之。

肺痿、肺痈

按：痈、痿二证痿证，咳吐浊沫或脓血，口臭不渴，小便利。痈证，咳吐脓血，胸中隐隐作痛，将成时，坐卧不安，名异而源同同者，同在肺也。痿虚由肺阳不足，而津液失运而痈实由肺阴不足而燥邪日生，蕴酿日久。痿宜温肺，《金匮》之甘草干姜汤是也姜性辛温，能宣肺中之寒，甘草能缓姜性之散，又能温中补中，又足生气，故见功实速，余曾经验多人；痈宜开壅，《金匮》之皂荚丸是也皂荚功专开壅去垢，又得蜜、枣以安中，邪去而正气无伤，妙法也。**眉批**：辛甘化阳，甘咸养阴，学者功力深到，便识得此义玄妙，医中之能事毕矣。余细维《金匮》治痿证，首列甘草干姜汤，明是辛甘化阳之法，必是肺冷无疑。再以"痿"字义考之，痿者，谢也。**眉批：**痿，谢；痈，壅。晰义精确，一虚一实，判若列眉。如花木之叶萎，败而无润泽，其源定属坎中真气不上熏蒸。若坎中既有真气上腾，肺何由而得萎也。而治痈以皂荚丸皂荚辛咸，枣、蜜味甘，明是甘咸养阴之法，必是肺热无疑。更以"痈"字义考之，痈者，壅也。壅则聚而不通，热伏不溃之象，其源定属水衰火旺。然痈之将成未成，其中尚有许多治法。果系胸中隐痛，脉数滑，口中辟辟燥，唾脓血，卧难安。此际乃痈的候，否则照常治嗽法投之。余意当以"肺阳不足而痿证生，肺阴不足而痈证起"，以定此二案。**眉批：**阴阳案定，人有遵循。后学始有把握，庶不致错乱无据也。

胃病不食

按：不食一证，有因外邪伏而不宣，逆于胃口者；有因饮食生冷，停滞胃口者；有因七情过度，损伤胃气者；有因阳虚者；有因阴虚者。

因外邪所致而不食者，定有发热、头痛、身痛，与夫恶寒、恶风、恶热、口苦、便赤、四肢酸痛等情。按定六气节令，六经提纲病情治之，外邪去而食自进矣。因饮食生冷而致不食者，定见饱闷吞酸、胸膈胀痛等情。照温中、行气、消导之法治之，生冷去而食自进矣。因七情过度而致不食者，审其所感，或忧思，或悲哀，或恐惧，或用心劳力，或抑郁，或房劳，按其所感所伤而调之，则饮食自进矣。因阳虚者，阳衰则阴盛阳虚二字，包括七情在内，论阳虚，是总其名也。阴主闭藏，故不食此等病人，必无外感、饮食病情为准。法宜扶阳扶阳二字，须按定上、中、下部位，阳旺阴消，而食自进矣。因阴虚者，阴虚则火旺阴虚二字，有外感客邪，随阳经而化为热邪伤血，按其所感经络治之。若系真阴虚极，则又非苦寒可用，火伏于中，其人烦热、口渴饮冷，甚有呃逆不休、咳嗽不已、反胃而食不下诸证。轻则人参白虎，重则大、小承气之类是泻其亢盛之火邪，以复阴血。若由真阳虚极，不能化生真阴，阴液已枯，其人定然少神气短，肌肤全无润泽。若火炙然，亦常思油润凉物。病至此际，十少一生。苟欲挽回，只宜大甘大温以复阳，阳回则津液自生。即苦甘化阴，甘淡养阴，皆其次也。昧者不知此中消息，妄以苦寒大凉治之，鲜不速毙。果能投治无差，则阴长阳生，而食自进矣。**眉批**：饮食为人之大源，其所以能饮食之故，尤重在精气。不食一证，所因最为繁多，无论内外各病，皆能致之。此按扼定病机病情，指出治法，大具手眼，至活至妙。学者苟知精气为饮食之本，从精气上消息不食之故，便合钦安之法，而得不食之源，于治胃病乎何难？

以上内外诸法俱备，学者务要下细理会，不可因其不食，而即以消食、行气、破滞之品杂乱投之，病人莫不阴受其害。查近日市习，一见不食，便以平胃散加丑牛、槟榔、山楂、麦芽、香附、三棱、莪术之类投之。内外莫分，阴阳莫辨，**眉批：**八字要紧。诚可慨也。今特略陈大意，至于变化圆通，存乎其人。又安可执一说，而谓尽括无遗？

脾病呕吐、泄泻

按：呕吐、泄泻一证，**眉批：**此证钦安合三证而并论。吐本从阳，泻本从阴，一时吐泻并作，中宫失运，此三证也。吐从阳，宜温降。泻从阴，宜温升。吐泻并作，必兼头痛、发热、身疼、热多、欲饮水者，五苓散主之；寒多，不饮水者，理中丸主之。其证小便不利者多，若小便复利而大汗出、脉微者，四逆汤主之。此外，如内因外因，阳虚阴虚，钦安论法大备，学者留心参究，临证自有把握。有只呕吐而不泄泻者，有只泄泻而不呕吐者，有呕吐、泄泻并行者。

呕吐而不泄泻者，邪乘于上也 上，指胃；泄泻而不呕吐者，邪乘于下也 下，指脾；呕吐与泄泻并行者，邪隔于中，上下俱病也 中，指脾胃交会处也。**眉批：**知非氏曰：定吐泻为脾病，大有妙义。再细论其理，脾与胃为夫妻，同处中州，一脏一腑，合为一家，一阴一阳，共司转运之权，日奉君火之令而行，自能燮理阴阳，分清别浊，何得灾害并至？今令肠中溏泻，以干易湿，明明脾不行水，水不归经，并入肠中，水主润下，焉能久停，故大泻作。又令人吐，亦明明是水不运行，脾阴把持君火之令，火性炎上，令不行之水冒出食管，故大吐作。皆由妻失运化，致令其夫不能正位，又安望其输精皮毛，润溉骨髓，柔及筋膜，将子女臣妾悉受其害，加以日久浸淫，变证蜂起。若扰及君主，恐更祸生不测者，噫！可畏也。昔贤云"吐泻者，求太阴"，允推卓见。但其中至理不为发明，学者焉能了了，直捣中坚？抑或旁取、逆取，以出奇而制胜。钦安无奈何，又不能直吐心肺，只得多方指陈，旁引曲证，广立法门，亦犹王良之诡遇以期，嬖奚幸而获禽，其心实良苦矣。知非从旁不悠，直抒胸臆，为钦安畅言之。试问吐泻之证，本属脾胃，孰敢定为脾病乎？此有功医林之按，学者不宜轻视。论外因，则有风、寒、暑、湿、燥、火，与夫痘、麻、斑、疹发泄漏之异；论内因，则有饮食停滞、阳虚、阴虚之别。

余推究太阴一经，在三阳之底面，外邪初入，必不能致呕吐、泄泻。即有吐泻，定是失于表散。邪壅于阳明，则有干呕之条；邪伏于少阳，则有喜呕之列，不得即直入于内而至吐泻也。其所以致吐泻者，由其表邪未解，妄行攻下，引邪入内，邪陷于中，方能致此。治法仍宜升举其所陷之邪，如桂枝汤加葛根之法是也。亦有外邪未解，传经而至太阴者。邪至此地，不问何邪传至，但以本经为主，即在本经之标、本、中三气上求之。湿为太阴之本气，湿为阴邪，一切外邪至此，即从本气而化为病者俱多，亦有不从本气而从中化为病者亦多中指胃，胃与脾为表里也。亦有不从本、中所化，而从标化为病。标，即太阴经也。太阴为阴经，邪从经为病，亦阴也。盖从本化者为湿邪，泄泻居多；从中化者为热邪，皮黄、便赤、呕吐者众；从标化者为阴邪，腹痛、不食屡生。如此而求，便得邪之所从、所化也。故前贤云"吐泻病，求太阴"，是叫人在太阴经之标、本、中三气上求之也。治之之法，湿、热、阴三字定之矣。从阴湿者，其人吐泻甚而肢冷、唇青，仲景之理中、吴茱萸汤之类是也；从热化者，其人即吐泻而思水饮，如仲景之五苓、四苓，或黄连、吴茱萸汤之类是也。

更有吐泻甚而兼腹痛剧者，前贤称为霍乱，称为发痧。学者不必多求，即在本经之标、本、中三法求之。亦间有卒闭而即四肢冷者，腹痛、吐泻甚者，由其内本先虚，外邪卒入，闭其清道，邪正相攻，腹痛、吐泻并作，法宜宣之、散之、开之、刺之、刮之等例，亦不可不知。至于饮食停滞而致吐泻者，盖以饮食伤中也，其人多饱闷、吞酸、嗳臭，治以温中消食便了。

至于痘、麻，毒初出时，吐者居多，泄泻者少。诚以痘出于脏，从太阳而发泄于外。外者，皮肤、肌肉之属也。肌肉属阳明，毒邪将出未出之候，从太阳鼓舞，尽壅于阳明，故呕吐者多要吐则毒气方能发泄得透。医者当迎其机而导之。考古方首用桂枝汤，初发热时也；次用升麻葛根汤，初现点时也；皆是顺其气机以发透为妙也。麻出于腑，感天行者多，当将出未出之际，治法初与痘同。但痘出透时，以养浆结疤、收回阳气为重。麻证出透时，以清解毒尽为先。至于斑疹之邪，由外感不正之时气，伏于肌肉之间，不能深入，当经气旺时，邪不能久藏，随气机而发泄于外若用苦寒，遏郁其外泄之气机，其害最速，亦多发吐。学者于此数证，先告以服药后，吐亦无妨，切不可妄行温中、降逆、止呕之法，务要果真胃寒发吐，方可温中。

更有阳虚之人，俨若平常好人，却不能劳心、用力、多言。但劳神一刻，即有发呕、发吐者，稍食猪肉即大泻者，法只宜温中，或补命门相火。亦有阴虚之人，血液枯极，贲门不展，有干呕吐而食不得下者，更有朝食暮吐、食而即吐，种种情形，治法不必细分。总之，呕吐与反胃、咳嗽、呃逆、吐血诸证，皆是一个"逆"字，拿定阴阳实据治之，发无不中。要知各经受寒闭塞，皆能致逆，逆则呕吐、泄泻必作；各经受热传变，皆能致逆，逆则呕吐、泄泻亦作，不可不知。

近阅市习，一见呕吐、泄泻，多用藿香正气散、胃苓汤、柴苓、四神、肉蔻散等方，治非不善，总不若辨明阴阳之为当也。

肝病筋挛

按：筋挛一证，**眉批**：经曰：脏真散于肝，筋膜之气也。识得真元之气散于筋膜者，为肝气，则知凡人病筋挛者，皆失真元所养而致。钦安指出四因，逐层阐发阴阳之理，指点驱用仲景之方皆调燮真元之法，无有不效，可谓神乎技矣。学者细心体会，洞澈源流，治筋挛自有把握。有因霍乱吐泻而致者，有因误汗而致者，有因阳虚失血而致者，有阴虚者。

因霍乱吐泻而致者，由其吐泻太甚，伤及中宫，中宫之阴阳两亡，转输失职，不能运津液而交通上下，筋骨失养，故筋挛作。法宜安中，如仲景之吴茱萸汤、理中汤，皆可与也。

因误汗而致者，由其发汗太过，血液骤伤，火动于中，筋脉失养，故筋挛。法宜扶阴，如仲景之芍药甘草汤是也。

因阳虚失血而致者，由阳气衰弱，不能统血，血亡于外，气衰于内，熏蒸失宜，枯槁渐臻，筋脉失养，故筋挛。法宜大辛大甘以扶阳，如仲景之附子甘草汤、甘草干姜汤，皆可服也。

阴虚而致者，由外邪入内，合阳经气化，成为火邪，火甚血伤，筋脉失养，故筋挛世云火证，便是阴虚的大眼目，无论何经、何脏、何腑有火，俱要养阴，但非真阴虚也。若真阴虚者，其人元气虚极，不能化生阴液，多系久病，方能致此，十中罕有一生。余故曰：真阴虚者少。法宜养阴清火，如仲景之鸡子黄连汤，与后贤之六味地黄汤、生地四物汤，皆可与也。

亦有忿怒抑郁生热，热盛伤血，亦致筋挛。须按病情治之，必效。切勿惑于市习通套之用，如木瓜、秦艽、伸筋草、舒筋、灵仙、松节、地黄、乌药、羌活一派。不按阴阳病情，往往误事，不可不知也。

肾病腰痛

按：腰痛一证，有阳虚者，有阴虚者，有外邪闭束者，有湿气闭滞者。**眉批：**知非氏曰：医有恒言，阴虚火旺多伤于房劳，或损及脾胃，法当滋阴泻火。夫阴者何物？火者何物？损之、伤之者又何物？治之必用一派滋阴补水之药，将滋之、补之者又系何物？人往往不能言。知非因之喟然叹矣！不禁瞿然思，穆然望曰：人得天地之至精，日以熔炼谷味，取汁变化而生气血，其灵贯于百骸，为五脏六腑之本、十二经脉之源，统治群阴不敢作祟，俾人得安舒无恙者，此一物也。爰仿佛而拟其形容，观其会通，曰"阴者，鬼之灵也；火者，神之灵也"。知鬼神为水火，则知"阴虚火旺、滋阴补水"之说为不通，其法必不效，安能疗水火之疾病？钦安此按，发明阳衰阴盛，后又指出"亏者，亏肾中之阳，肾虚是肾中之阳虚，阳即火而阴即鬼"，藉腰痛一证以传神，补出内、外两法，剖明两腰致痛之由，良以太阳寒水、厥阴风木、少阴君相二火皆关于肾，知之真，故不觉言之亲切有味。六经之法通治百病，顾可不亟讲乎？学者其玩索而有得焉可。

因阳虚而致者，或由其用心过度，亏损心阳；或由饮食伤中，损及脾阳；或由房劳过度，亏损肾阳。阳衰阴盛，百病丛生，不独腰疾。但腰之痛在下部，究竟总是一个阳虚。然下焦之阳虚，下焦之阴寒自盛，阳微而运转力衰，腰痛立作。其人定见身重畏寒，精神困倦。法宜峻补坎阳，阳旺阴消，腰痛自已，如阳旦汤、术附、羌活、附子汤之类。

阴虚而致者，由肾阳素旺也。旺甚即为客邪，火盛血伤，元阴日竭，则真阳无依，腰痛立作。其人必小便赤而咽干，多暴躁，阳物易挺，喜清凉。法宜养阴，阴长阳消，肾气自摄，腰痛自已，如滋肾丸、地黄汤、封髓丹倍黄柏加全皮之类。

因寒而致者，由外感寒邪，从太阳而入少阴_{太阳与少阴为表里}。少阴为阴脏，外寒亦阴，入而附之，阴主收束，闭其肾中真阳运行之气机，故腰痛作。其人定见发热畏寒，或兼身痛、咽干不渴、时时欲寐。法宜温经散寒，寒散而腰痛自已，如麻黄附子细辛汤、附羌汤之类。

因湿滞而致者，由其人素禀劳苦，久居湿地、深坑，中气每多不足，易感外来之客邪。太阴与肾相连，湿邪不消，流入肾界，阻其运行之机，故腰痛。定见四肢沉重，常觉内冷，天阴雨更甚，腰重如有所系。法宜温经除湿，湿去而腰痛自已，如肾着汤、桂苓术甘汤加附子、细辛之类。

近来市习，一见腰痛，不究阴阳，不探虚实，便谓"房劳过度，伤及肾阴"，故所用药品多以熟地、枣皮、杜仲、枸杞、巴戟、首乌、苁蓉、补骨脂、菟丝、龟胶一派，功专滋阴补水，人人所共信。殊不知肾为至阴之府，先天之真阳寄焉。阴居其二，阳居其一，夫妇交媾，生男育女。《易》云：乾道成男禀父之阳精也，坤道成女禀母之阴精也。由此观之，男子所亏者，肾中之阳，而非肾中之阴也。所谓阴虚者，指肾为阴脏而说，非专指肾中之水虚，实指肾中之阳虚也。若不辨明这点机关，但称阴虚，但知滋水，势必阴愈盛而阳愈微，湿愈增而寒愈闭，腰痛终无时已。治人实以害人，救世实以害世。此皆通套之弊，岂忍附和不言，实不得已耳。惟愿同道抛去此项药品，按定阴阳虚实、外感内伤治之，庶不致遗害焉耳。更有可怪者，今之医家，专以首乌、熟地一派甘寒之品为补水必用之药，何不将"天一生水"这句道理细心推究？试问：天一生水，专赖此一派甘寒之品乎？总之，宗旨不明，源头莫澈，**眉批**：能辨宗旨源头，方可谓曰知医。仲景而下，罕有了了。

头痛

按： 头痛一证，有从外而入者，有从内而出者。

从外而入者，风、寒、暑、湿、燥、火，六客之邪干之也。干于三阳，俱以表称；干于三阴，俱以里论此指六客由外入内之谓，非指七情损伤，由内出外之谓。**眉批：** 此论六经头痛。

三阳者何？一曰太阳头痛，脉浮、项强、发热、恶寒、恶风是也。自汗恶风，主以桂枝汤；恶寒无汗，主以麻黄汤，是顺其本经之气机也。二曰阳明头痛，额前、眉棱、眼眶胀甚，脉长，恶热，主以葛根汤，是顺其本经之气机也。三曰少阳头痛，而两侧独甚，寒热往来，目眩口苦，主以小柴胡汤，是顺其本经之气机也。三阳之气机顺，邪不至入于内，而三阴即不病矣。

若三阳之外邪不解，**眉批：** 三阳三阴为病，有界限，有次第，有传、不传，传者病也，著眼。则必传于三阴。三阴者何？**眉批：**《素问》云：三阳为父，指太阳；二阳为卫，指阳明；一阳为纪，指少阳；三阴为母，指太阴；二阴为雌，指少阴；一阴为使，指厥阴。此篇所论，是从六步流行之气机言之也。四曰太阴。外邪传至太阴，太阴主湿，邪从湿化，湿气上蒸，头痛而重，四肢酸疼而觉冷，腹满、呕吐、不食，主以理中汤，是温中除湿之意也。五曰少阴少阴乃水火交会之区。邪入少阴，若协火而化为热邪，热气上蒸，头痛而咽干、便赤、少气懒言、肌肤燥熯，法宜养阴，主以鸡子黄连汤，是润燥救阴之意也。邪若协水而化为阴邪，头痛而脉微欲绝，身重而欲寐懒言，咽干而口不渴，主以麻黄附子细辛汤，是温经散寒，扶阳抑阴之意也。六曰厥阴。邪入厥阴，厥阴主风木，邪从风化为病，风主轻清，头痛而巅顶更甚<small>诸阴之脉至颈而还，惟厥阴脉会顶巅</small>，厥阴又属至阴之所，邪入此，从阴化者亦多。顶痛多兼干呕吐涎，爪甲、唇口青色，肢冷腹痛，主以吴萸四逆汤，是回阳、降逆、祛阴之意也。邪在三阳，法宜升解，不使入内为要；邪在三阴，法宜温固，由内而释，不使伤表为先。**眉批：**<small>总结六经。</small>

若内伤日久，七情过度，阳虚阴虚，**眉批：**<small>推论头痛有阳虚、阴虚危候。</small>亦能作头病，但病形无外感可征，头眩、昏晕十居其八，头痛十仅二三。因阳虚日久，不能镇纳浊阴，阴气上腾，有头痛如裂如劈，如泰山压定，有欲绳索紧捆者，其人定见气喘、唇舌青黑、渴饮滚汤，此属阳脱于上，乃系危候。法宜回阳收纳为要，如大剂白通、四逆之类，缓则不救。若误用发散，旦夕即亡。因阴虚而头痛者，乃火邪上冲，其人虽无外感可征，多心烦、咽干、便赤、饮冷，有觉火从脚底而上，火从两腰而上，火从脐下而上，上即头痛，无有定时，非若外感之终日无已时也。法宜扶阴，如六味、八味之类。此条尚有区分，**眉批**：析阴阳于微芒。病人自觉火自下而上时，其人安静、不喜冷饮、咽不干、便不赤、心不烦、唇舌若青，则又是阴气上腾。法宜大辛大甘以守之复之，切不可妄用滋阴降火。一滋阴降火，则阴愈胜而阳愈消，脱证立作矣。

内外两法，**眉批**：提顿开下，搜采无遗。各有攸归。前贤虽称"头为诸阳之首，清气所居，高巅惟风可到，治之专以祛风为主"，此语近是。余谓凡病头痛之人，每由内之正气不足，**眉批**：名论不刊，医家上乘。不能充周，外之一切风邪六客即是六风，"风"字宜活看，内之一切阳虚、阴虚，俱能上逆而为病。外邪则按定六经提纲病情为准，内伤则按定喜怒悲哀忧思恐惧、阳虚阴虚为要。他如诸书所载，有名雷头风者，头响者，头摇者，头重者，偏左、偏右者，大头毒者，宿食头痛者，种种名目，亦不可不知。雷头与响者，气挟肝火而骤于上也火即是风，言其盛也。雷头，主以清震汤；头响者，主以小柴胡加丹、栀；头摇者，风淫于内也，主以养血汤；头重者，湿气蒸于上也，主以祛风散湿汤；偏于左者，血虚风动也，主以四物加风药；偏于右者，气虚而风袭之也，主以四君加风药左右二证，余常以封髓丹加吴茱萸、安桂，屡治屡效。大头毒者，外感时行疠气壅于三阳也，主以普济消毒饮；宿食痛者，饥则安而饱则甚，由胃中浊气上蒸也，主以平胃散加消导药。以上等法，皆前贤所制，亦可择取，姑存之，以便参考。

查近市习，一见头痛，不按阴阳，专主祛风，所用无非川芎、白芷、荆芥、防风、蔓荆、藁本、羌活、天麻、辛夷、苍耳。夫此等药品皆轻清之品，用以祛三阳表分之风，则效如桴鼓，用以治三阴上逆、外越之征则为害最烈，不可不知也。

目病

按：目病一条，眼科有七十二种之别，名目愈多，学者无从下手。余为之括其要，统以外感、内伤两法判之，易于明白了然。

从外感者，多由染天行时气而作_{时气二字，指六气也}。看是何邪干于何部。**眉批**：_{分配精确，如探骊得珠，已扼治目之要，何必他求}。干于肺者，白睛受病；干于心者，两眦受病；干于肝者，黑珠受病；干于肾者，瞳子受病；干于脾者，上下眼皮受病。无论何邪由外入内，初起定见恶风畏寒、恶热头痛、红肿胀痛、羞明流泪、赤脉缕缕等情。或失于宣散，过于寒凉，久久不愈，便生翳障赤白等雾，皆是从外而生者也。治之之法，按定时令、部位，不外祛风、清热、升散等方而已。余欲按定六客逐部以论病论方，未免太繁。外形已经说明，学者思之而亦即得之矣。

从内伤而得者，则有七情之别。七情者，喜怒悲哀恐惧而已。七情之扰，总属伤神。**眉批**：一语抵人千百。经云：得一之精，以知死生。夫神、火、阳气，一而已矣。神者，火也，阳也，气也。过于喜者，损心阳，则心中之阴邪自盛，即为客邪，上乘而生赤翳障雾；过于怒者，损肝阳，肝中之阴自盛，即为客邪，上乘而生青翳障雾；过于忧思者，损脾阳，脾中之阴自盛，即为客邪，上乘而生黄翳障雾；过于恐惧者，损肾阳，肾中之阴自盛，即为客邪，上乘而生黑翳障雾；过于悲哀者，损肺阳，肺中之阴自盛，即为客邪，上乘而为白翳障雾。此数目疾，定无羞明、红肿痛甚，恶热喜冷。其人少气懒言，身重嗜卧，面色青白，脉或虚细、浮大中空，种种情形，皆是内伤虚损而生者也。亦有一发而即痛胀欲裂，目赤如榴者，由先天真气附肝而上，欲从目脱也。定见唇口黧黑，或气喘促，喜极热汤水，六脉或暴出如绳，或脉劲如石，或浮大而空，或釜沸者是也，法宜回阳收纳为要。伤于心者，可与补坎益离丹、桂枝龙牡汤；伤于肝者，可与乌梅丸；伤于脾者，可与建中、理中汤；伤于肾者，可与潜阳、真武、封髓等方；伤于肺者，可与姜桂汤、桂苓姜半汤；先天真气暴出者，可与回阳、白通汤。备载数方，略陈大意，添减分两，在人变通。**眉批**：法润机圆。设或果有血虚阳亢为殃者，其人定有火邪可征，如六味地黄汤、丹栀四物汤，皆可选用。

近来市习，一见目痛，并不察究外内、虚实，多用虫蜕、木贼、红花、菊花、决明、归尾、赤芍、荆芥、防风、薄荷、生地、夜明砂、夏枯草、冬桑叶、谷精草，与夫壮水明目丸、杞菊地黄丸、滋肾养肝丸。如此等方药，治外感风热、血虚，每多立效。若七情损伤，由内出外之目疾，鲜能获效。学者当细心体会，内外两法，切勿混淆，方可售世。

耳病肿痛

按：耳病肿痛一证，有因肝胆风火而致者，有忿怒抑郁而致者，有肾阳虚而阴气上攻者，有肾水衰而火邪上攻者。**眉批**：耳之部，左右皆属少阳。一见耳病肿痛，用少阳方小柴胡汤治之，似无不效。钦安复指出多般耳证，治法各不相同，辨认均有凭据。如按中或言肝胆风火，或言忿怒抑郁，或言阳虚阴上，或言水虚火上。岂出六经之外而别具手眼乎？非也。耳本少阳之部，一定不移，而少阳之气机升降，则随所感而变见于耳部，其病情决不相类。良以少阳之气根于至阴。识得至阴之气发为少阳之气，随所感而变见，又必有阴阳变证之凭据可察。故治法虽多，或进而从阳，外因外治也；或退而从阴，外因内治也，总是治少阳耳病之一法。盖得六经之根底，从仲景不言之奥，充类至尽，神明变化而出，可谓善读古书者矣。学者读其书，通其意，临证审察，就其所已言，而更穷其变，将必愈有通于其所未言者，而生出治法，以活人病，快何如之！故钦安小注补出"不独耳病当如是治"云云，是又在学者之善读钦安者耳。

因肝胆风火而致者，由肝胆挟外受之风热，聚而不散，其人两耳红肿痛甚，时见寒热往来，口苦咽干者是也。法宜和解，小柴胡汤倍柴、芩，加麦芽、香附治之。

因忿怒抑郁而致者，由忿怒伤肝，抑郁之气结而不散，其人两耳红肿，必见两胁胀痛，时多太息。法宜疏肝理气为主，如生地四物汤倍加柴胡、青皮、麦芽、香附之类。

因肾阳虚而致者，由肾阳日衰，不能镇纳僭上之阴气，其人两耳虽肿，皮色如常，即痛亦微，唇色必淡，人必少神。法宜扶阳祛阴，如封髓丹倍砂仁加安桂、吴萸；或潜阳丹加吴萸；或阳旦汤加香附、麦芽之类。

因肾水虚而邪火上攻者，其人两耳肿痛，腰必胀，口多渴，心多烦，阳物易挺。法宜滋阴降火，如六味地黄汤加龟板、五味、白芍；或滋肾丸倍知、柏之类。

更有一等，内伤日久，元阳久虚，而五脏六腑之元气已耗将尽，满身纯阴，先天一点真火种子暴浮于上，欲从两耳脱出，有现红肿、痛极欲死者，有耳心痒极欲死者，有兼身痒欲死者。其人定见两尺洪大而空，或六脉大如绳而弦劲，唇舌或青，或黑，或黄，或白，或芒刺满口，或舌苔燥极，总不思茶水，口必不渴，即渴喜极滚热饮，二便如常，甚者爪甲青黑，气喘促，或兼腹痛。此等病情，法宜大剂回阳，不可迟缓，缓则不救。大凡见以上病情，不独耳疾当如是治，即周身关窍、百节地面、或疮或痛，皆宜如是治法。如白通、四逆、回阳等方，急宜进服，以尽人事，勿谓之小疾耳。

近来市习，一见耳肿，不问虚实，不辨外内，即以人参败毒散，加大力、连翘、银花、蒲公英，外敷三黄散与蓝靛脚之类。果系外感风热闭塞而成，立见奇功；若系内伤阴阳大虚，元气外越之候，则为害最烈。

更有耳鸣、耳聋，辨认不外阴阳两法。但耳聋一证，老人居多，由肾阳久亏，真气不充于上故也，定不易治。若由外感时气，卒然闭塞清道者，进邪一去，渐渐能聪，不药可愈。亦有痰火上升为鸣为聋，定有痰火情形可征，按痰火法治之必效。理本无穷，举其大纲，苟能细心研究，自然一见便识也。

鼻流清涕

按： 鼻流清涕一证，**眉批：** 知非氏曰：夫涕，本脏腑所生，皆阴类也。《经》曰："水宗也，积水也。积水者，至阴也。至阴者，肾之精也"，指涕泣而言；又曰："宗精之水所以不出者，是精持之也，辅之裹之，故水不行也"，指平人不流始涕而言；又曰："涕泣者，脑也；脑者，阴也；髓者，骨之充也，故脑渗为涕。志者，骨之主也，是以水流而涕从之者，其行类也"，此指人之所以有涕而言。以外感论，客邪中其经，闭其清道，则阳气并于上而不降，阴气并于下而不升。阳并于上则火独亢也，阴并于下则脚寒，脚寒则胀也。夫一水不胜五火，故鼻流清涕，盖气并于鼻，冲风涕下而不止。以内伤论，夫水之精为志，火之精为神，七情所感，神志纷驰，水火不济，阴精失守，久而津液无所统摄，故清涕亦出。此神之伤，志之夺也。钦安论治，洞达本原，明晰旁流，推及渊、浊二证，甚则流红，皆此物此志也。学者入理深造，譬之射矢诸正鹄，医之正宗在此。有从外感而致者，有从内伤而致者。

　　从外感而致者，感受外来之客邪，客于肺经，闭其清道，肺气不得下降，清涕是出。其人定见发热、恶风、恶寒、头疼、身痛等情。法宜宣散，如桂枝汤、麻黄汤、葛根汤之类。

　　从内伤而得者，由心肺之阳不足，不能统摄津液，而清涕出市人称为肺寒，称为陈寒，由其不知阳衰而阴寒即生也。肾络通于肺，肾阳衰而阴寒内生，不能收束津液，而清涕亦出。其人定无外感足征，多困倦无神，或忿嚏不休，或畏寒，或两脚冷。法宜扶阳，如麻黄附子细辛汤、姜桂汤、阳旦汤之类。若久病之人忽然清涕不止，又见壮热、汗出、气喘唇青、脉劲浮空，乃亡阳欲脱之候，争宜回阳，缓则不救，然亦十中仅救一二。

查近来市习，一见鼻流清涕，不分内外，一味发散，多以参苏饮、人参败毒、九味羌活、辛夷散等方，外感则可，内伤则殆。

其中尚有鼻渊、鼻浊二证，俗云"髓之液"也。不知髓乃人身立命之物，岂可流出乎？然二证虽有渊<small>渊者，流清涕，经年累月不止。浊浊者，其色如米泔，或如黄豆汁，经年累月不止之分</small>，缘由素禀阳虚<small>心肺之阳衰，而不收束津液故也</small>，不能统摄津液，治之又一味宣散，正气愈耗而涕愈不休。清者，肺寒之征<small>肺阳不足也</small>；浊者，肺热之验<small>但肺热者，必有热形可征，如无肺热可征，则是上焦化变之机失职，中宫之土气上升于肺，肺气大衰，而化变失权，故黄涕作</small>，治之须有分别。余治此二证，每以西砂一两，黄柏五钱，炙草四钱，安桂、吴萸各三钱治之，一二剂即止。甚者，加姜、附二三钱，屡屡获效。即甘草干姜汤，加桂尖、茯苓亦可。

又尚有鼻血一证，有由火旺而逼出，定有火形可征，如口渴饮冷、大小便不利之类。法宜清火攻下，如大小承气、犀角地黄汤、导赤散之类。有元阳久虚，不能镇纳僭上阴邪，阴血外越，亦鼻血不止<small>不仅鼻血一端，如吐血、齿缝血、耳血、毛孔血、便血等</small>。其人定无火形可征，二便自利，唇舌淡白，人困无神。法宜扶阳收纳，如潜阳、封髓、甘草干姜，或加安桂、吴萸之类。学者切切不可一味见病治病，务要将内外病形、阴阳实据熟悉胸中，方不致误人性命也。**眉批**：医之本领，人之性命，端在于此，故于学者三致意焉。

鼻孔煽动

按：鼻孔煽动一证，**眉批**：鼻孔而致煽动，其势亦云亟矣。虽因外感，用药深省，留神。有因外感风寒闭塞而致者，有因胃中积热而致者，有元气将绝而致者。

因外邪闭塞而致者，由外感风寒之邪闭其肺经外出之气机，气机欲出而不得出，壅于肺窍，呼吸错乱，而鼻孔煽动，其人定见发热、身疼。法宜宣散，如荆防败毒散、麻黄汤、定喘汤，皆可选用。

因积热上攻而致者，或由饮食停滞中脘，或由过食煎炒椒姜，胸中素有蓄热，热攻于肺，气机错乱，而鼻孔煽动。法宜清热，如大小承气、三物备急丸之类。

因元气欲绝而致者，由其人元气久虚，或又大吐大泻，大热汗出，面白无神，奄奄欲绝，而见鼻孔煽动。法在不治，欲救之，急宜回阳收纳，温固脾肾元气，十可救一二。惟此条证候，小儿居多，大人却少，医者切切不可一味宣散，总要细细区分，辨明为准。**眉批**：分阴、分阳，医之要者，故致叮咛。

唇口红肿

按：唇口红肿一证，**眉批：**知非氏曰："唇"字从"辰"从"口"，其气机从寸地而发至于辰，辰为春三月，于卦为夬，阳气上胜之象，唇口即其部位也。知其部属阳，其气喜升，不受阴寒凝滞，故见红肿之疾，甚则糜烂而痛，决非实证。钦安示人审兼证，通其变也。知非从而切其源，谓其独也。通其变，识其独，知其生，决其死。医之法亦基之矣。有胃火旺极者，有元阳浮者。

因胃火旺而致者，其人定见烦渴饮冷、恶热，或二便不利，或由积滞太重，抑郁生热；或过食醇醴、辛辣，不尽属外邪而成。若兼外感，必有外感可征。挟外感者，可与麻杏石甘汤、升麻葛根汤；无外感者，可与人参白虎、凉膈散、大小承气之类；积滞者，可与平胃散加莪术、丑牛、大黄之类。

若久病之人，元阳外越，气机上浮，其人定见满身纯阴实据。其中唇色有红而含青、含黑、惨红、老红、嫩红等形。亦有兼见面如桃花，面色光泽夺目，人困无神，皆是脱绝危候，法在不治之例。若欲救之，急宜收纳为主，如潜阳、回阳、白通、《金匮》肾气等方，服一二剂，如红色光彩收回，可许重生，否则旦夕之间耳。切宜早推，勿治为上。

近来粗工，一见唇口红肿，不辨虚实，即以大黄、石膏等治之，实症立生，虚症立毙，不可不知也。其中尚有兼见流口水不止者，即在口气冷热处与病形求之，便得阴阳之实据也。

齿牙肿痛

按：齿牙肿痛一证，**眉批：**齿牙肿痛，本属小证，然有经年累月而不愈者，平时若不究明阴阳虚实，治之未能就痊，未免贻笑大方，学者勿因其小而失之。诸书有十二经之分，其实在可从不可从之例。总之以有余、不足为主。然有因风火抑郁而致者，有因胃中积热而致者，有真阳虚而阴气上攻者，有元阴虚而元阳为害者。

因风火抑郁而致者，先有发热、身痛可征。法宜宣散，如升阴散火汤、消风散、清胃散、麻杏汤之类。

因积热上攻而致者，定多饱闷吞酸，口渴饮冷，面赤唇红，气粗蒸手。法宜去其积滞为主，如平胃散加大黄、石膏、丑牛、槟榔之类。

因真阳虚而阴气上攻者，其人齿牙虽痛，面色必青白无神，舌多青滑、黑润、黄润、白黄而润，津液满口，不思茶水，口中上下肉色多带青色而不红活，或白、惨黄而无红色。以上等情，不仅此症，一切阳虚病多见此情。法宜扶阳抑阴，如白通汤、姜桂饮、阳八味、潜阳丹之类。

因阴虚而火邪为病者，其人定多心烦饮冷、便赤等情。法宜养阴，如六味地黄汤、鸡子黄连汤、导赤散之类。

近来市习，一见牙肿齿疼，便以生地、细辛、防风、荆芥、石斛、知母、石膏、玄参、丹皮、狗地牙等治之。风火则可，阳虚则殆。

口臭附口苦、口酸、口辛、口甘、口淡、口糜

按：口臭一证，**眉批：**知非氏曰：气之香薰者，清阳之气也；气之臭恶者，浊阴之气也。口臭缘浊阴极盛，阳气之用不宣，多有涎垢浊腻。譬如暑天阴雨过甚，天阳被郁，凡物发霉起涎，其气臭恶，若得数日炎热，臭气顿失。人身遍体纯阴，所以真阳欲脱之候，往往现此证象。医识此理，便能治此证。钦安窥见其微，故按中反复征引言之，学者不可忽略看过。有胃火旺极而致者，有阴盛而真精之气发泄者。

因胃火旺而致者，其人必烦躁恶热，饮冷不休，或舌苔芒刺，干黄、干黑、干白等色，气粗汗出，声音响亮，二便不利。法宜专清胃火，如人参白虎、大小承气、三黄石膏汤之类。

因精气发泄而致者，由其人五脏六腑元阳已耗将尽，满身纯阴，逼出先天立命一点精气，势已离根欲脱，法在不救。口虽极臭，无一毫火象可凭，舌色虽黄，定多滑润，间有干黄、干黑，无一分津液于上，而人并不思茶水，困倦无神，二便自利，其人安静，间有

渴者，只是喜饮极热沸汤。以上等形，俱属纯阴。若凭口臭一端，而即谓之火，鲜不为害。余曾治过数人，虽见口臭，而却纯阴毕露，即以大剂白通、四逆、回阳等方治之。一二剂后，口臭全无，精神渐增，便可其可愈；若二三剂后，并不见减，十中仅求得一二，仍宜此法重用多服，此是病重药轻，不胜其任也。昧者只图速效，服一二剂未见大效，便即更医，如此之情，举世皆然，岂真医药之不良哉？

查近市习，一见口臭，并不辨明阴阳，便以生地、二冬、知母、花粉、石膏、大黄之品投之，阳盛则生，阴盛则毙，不可不知也。其中尚有口苦者，心胆有热也。心热者，可与导赤散、黄连汤；胆热者，可与小柴胡汤倍黄芩，或泻肝汤。口酸者，肝有热也，可与当归芦荟散、龙胆泻肝汤；口辛者，肺有热也，可与泻白散、清肺饮；口甘者，脾气发泄也，可与理中汤、六君子汤；口淡者，脾气不足也，可与归脾汤、参苓白术散。口糜者，满口生白疮，系胃火旺也，可与甘露饮、凉膈散。以上数证，皆宜知之。总在考究阴阳实据为要。余尝治阳虚阴盛之人，投以辛甘化阳二三剂，即有现口苦、口酸、口淡、口辛、口甘等味，又服二三剂，而此等病形即无。**眉批**：真阳变动，露出真面，辛甘助化，易危为安，药之为力不浅，然此等至理，少有见到者。余仔细推究，皆缘真阳失职，运转力乖，兼之服药停积未去，令得辛甘化阳之品，运转复行，积滞即去，故口中一切气味出矣。昧者不识此理，见酸即治酸，见苦即治苦，鲜不增病，医理之微，不诚难哉？

舌肿、舌痛、重舌、舌强、舌麻、舌木、舌缩

按：舌证虽有数端，**眉批：**知非氏曰：舌之所以能言者，气机之贯注也。何必执定"舌乃心之苗"一语以治舌证？钦安不言之隐，知非饶舌点出，学者当亦豁然矣。不外阴阳两法。

如肿痛与重者，气之有余也。气有余便是火，必有火形可征。如缩与强，麻木者，气之不足也。气不足便是寒，定有阴寒情形可验。治肿痛与重，不外清热一法，如黄连解毒汤、导赤散、大小承气、黄连泻心汤之类。治缩与麻、木、强，不外扶阳祛阴、化痰。**眉批：**化痰何以不用橘皮、南星、礞石？须知仲景六经方中无此品类，或者汉时尚未出此药耶？一噱。降逆一法，如白通汤、姜桂饮、黄芪建中汤、麻黄附子细辛汤、半夏干姜汤之类。

近来市习，一见舌痛，皆云舌乃心之苗，皆火为病也，即以冰硼散吹之，黄连解毒服之。有余立瘳，不足则殆。

喉蛾

按：喉蛾一证，**眉批**：知非氏曰：喉至生蛾，其咽必肿痛而甚，有碍食饮，病家多惊恐，其证又因初起误治者多，在明医虽能剖析阴阳虚实，按经用药，而缓不济急，病家恐惴，如外科所配八宝红灵丹，亦不妨暂用吹喉，以解燃眉，略宽其心，病人得此，心神稍定，然后按法投方，易于奏效。此知非所经试，亦济世之婆心也，学者留意。至于理法，喉属少阴，钦安究及所因，实为详明，何多求焉。有少阴君火为病者，有肾气为病者，有胃中积热上攻而致者，有怒动肝火上攻而致者。

因少阴君火为病者，或由外挟风热，与君火协化；或本经素有邪，发泄不畅，上刑于肺，少阴之脉挟咽喉，咽喉窄狭，火气太甚，欲发泄而不能，熏蒸于上，而生蛾子。其人定多心烦、小便短赤、口渴饮冷。若挟风热，多现发热、身疼、头痛。法当祛风清热，如导赤散加荆、防、银花之类。无风热而独君火旺为病者，轻则甘桔汤，重则黄连解毒汤之类。

因肾气不藏，上攻于喉而致者俗云阴虚火旺，不知肾气以潜藏为顺，上行为逆，实由君火太弱，不能镇纳群阴，非阴之虚，实阴之盛，世人错认，原由君火弱而不能制阴，阴气上僭，逆于咽喉而生蛾子。其人口内肉色必含青黑色，或惨黄淡白色，即或唇红甚，而口气温，痛亦不甚，人困无神，脉必浮空。法宜扶阳，如封髓丹、姜桂饮、白通、潜阳等方，皆可令服。

因积热上攻而致者，其人必过食厚味，或胃中素有伏热，上攻于肺，亦生蛾子，多烦渴饮冷、二便不利、口臭气粗、红肿痛甚。法宜去积热，如大小承气汤，或平胃散加丑牛、槟榔、大黄、三棱、莪术之类。

因怒动肝火，上攻于肺而生蛾子。其人两胁必痛，动辄躁烦，面青口苦，脉必弦洪。法宜清肝，如丹栀逍遥散、大青饮、小柴胡汤加丹、栀之类。

总之，病情变化，非一二端能尽，其实万变万化，不越阴阳两法。**眉批：**圆通一至。若欲逐经、逐脏、逐腑论之，旨多反晦，诚不若少之为愈也。

近来市习，一见喉证，往往用吹喉散、冰硼散、开喉剑，一派寒凉之品，甚者刺之。阳证无妨，阴证有碍，认证贵明，须当仔细。

两手膀臂痛

按：膀臂痛一证，有因外感风寒，闭塞经络而作者；有因中气不足，内寒阻滞而作者。

因外感风寒而致者，其人定多畏寒恶风，或发热而兼头疼。法宜宣散，如桂枝汤、羌活附子汤、麻黄附子细辛汤之类。

因中气不足而致者，由中宫素虚，真气不能充周四体，寒邪痰湿亦得到阻滞经络，而痛立作矣。其人定然面白少神，饮食减少，或逢晦明阴雨而更甚，丽照当空而觉轻。法宜温中行气为主，如建中汤倍桂、附，补中益气汤加羌、附，或理中汤加桂枝、香附。余恒见中年老妇，**眉批：**夫兴少年作苦，恃勇力作，迨至中晚之岁，稍能逸豫，劳伤之疾徐发于内，痛苦立作，见于手、膀、腿者多。粗工不识，任治罔效，往往病人自能体会，何者？今之痛处，皆昔之劳力处也。钦安此按，识见绝高，深合《内经》比类从容之法，非功力精到者，未易臻此，又医之一大法也，学者不可不知。每多两手膀痛而不能举，时常作苦，究其受病之由，多起于少年天癸至时，不知保养，洗衣浆裳，辄用冷水，以致寒凉伤及经络，因而天癸不行者亦多。即或体强而寒凉不能害，视为平常，不知人身真气有盛即有衰，气未衰时，寒凉虽侵，不即为害。迨至中年老时，本身正气已衰，或兼受一点寒邪引动，而痛于斯作矣。余每以甘草干姜汤加鹿茸、桂尖、附子、葱、酒治之，多效。

近来市习，一见两手膀痛，每以五积散、流气饮，与夫羌活、荆、防、伸筋、舒筋草、苏木、灵仙、松节之类，亦多获效。总不若辨明外感内伤，阴阳虚实为要。

更有手指麻木一证，属脾气不能充周者多，外感者少，兼痰湿亦多。不外温中行气为主，如归脾汤加天麻、半夏，六君、四君加附、桂、香、砂，建中汤倍桂、附加香附、当归之类。

心痛

按：心痛一证，眉批：知非氏曰：此段至理，乃造化根柢，性命之旨圭。奈何泄之于医，世人不识，反多訾议。余观一部《内经》，轩岐君臣皆是借天验人，以人合天，天人各道。仲景太守《伤寒》一书，太阳、太阴、少阳、少阴、阳明、厥阴六经，亦不过借天道之流行，暗合人身之度数，藉病谈机而已。钦安直笔于兹，毋乃太过乎？虽然医道埋没久矣。如此发挥，守先圣之道，以待后之学者心存利济，亦不为罪。倘有能从此深造，治病动合机宜，立言彰，阐至理，将不失为轩岐功臣，斯世和缓，幸甚全甚。有寒、热之别。他书有云：心为君主之官，其可痛乎？所云痛者，实心包也，此说近是。余谓心、肝、脾、肺、肾并六腑、周身经络、骨节、皮肤，有形之躯壳，皆后天体质，全赖先天无形之真气以养之真气二字，指真阴、真阳也。真阴指母之精气，真阳指父之精气，二气浑为一气，周流上下四旁，主宰神明，即寓于中。真气不足，无论在何部，便生疾病，何得有"心无痛证"之说？夫岂不见天之日月常有食乎？凡认心痛一证，必先判明界限方可。心居膈膜之上，下一寸即胃口，胃口离心不远，胃痛而云心痛者亦多，不可不察。细思痛证一条，"痛"字总是一个"逆"字气顺则气血流通，必无痛证；气逆则气血壅滞不通，故痛。无论逆在何处，皆能作痛，皆能伤心，其实非伤有形质之心，实伤无形中所具之真宰也。若执定有形质之心，是知其末也。心有心界限，包络为心之外垣。邪犯心包，即是犯心包，即是犯心章本，不必直云"邪不犯心""犯心"二字，是犯心君居处气也。试问：犯心与犯心包，以何区分？诸书并未剀切指陈。余谓人活一口气，气盛则为有余，为热邪不独能致心痛；气衰则为不足，为阴邪亦不独能致心痛之疾。热与阴上逆，皆能致心痛，当以寒、热两字判之便了。若邪热上干而痛者，其人必面赤、心烦热、小便短赤、口渴饮冷。法宜养阴清火，如黄连木香汤、导赤散、当归散之类。若阴寒上干而痛者，其人多面青唇白，或舌青黑，喜热饮、揉按，二便自利。法宜扶阳祛阴为主，如甘草干姜汤，加行气药姜、桂、吴萸之类。亦有阴寒已极，上攻于心，鼻如煤烟，唇口黧黑，爪甲青黑，满身纯阴。法在不救，急以回阳诸方，大剂投之，十中可救一二。

近来市习，心胃莫分，一味行气破滞，并不察究阴阳，往往误事，一概委之天命，而人事之当尽，又不可废乎！

胃痛

按：胃痛一证，有饮食、寒热、虚实之别，切不可执定有形质之胃，当于胃中往来之气机上理会方可。**眉批**：于气机上理会，上乘妙法，《莲华经》也。夫人身内有胃，乃受饮食之具，譬如田地任人播种，秀实凭天。倘遇灾侵，而有黄落之恐，田地肯任其咎乎？古人拟胃曰阳土。钦安论治胃病，当理会气机，皆一定不易之理法也。学者即不能入理深谈，按定外内、阴阳之法，总不至谬治误人。

因饮食停滞于胃，胃中之气机不畅而致者，其人定见饱闷、吞酸、嗳气，痛处手不可近。法宜消食行滞，如厚朴七物汤，平胃散加香附、麦芽之类。

因胃阳不足，复感外寒、生冷食物，中寒顿起而致者，其人必喜揉按，喜热饮，或口吐清水，面白唇青。法宜温中行气，如香砂六君汤，理中汤加官桂、砂仁、香附、木香之类。

因积湿生热，与肠胃素有伏热，过食厚味而生热，气郁不舒而生热所致者，其人定多烦躁、唇红、气粗、大便坚实等情。法宜下夺、清热为主，如调胃承气汤、大黄木香汤、四磨汤之类。

更有一等，心胃腹痛，面赤如朱，欲重物压定稍安者，此是阴盛逼阳于外之候。法宜扶阳祛阴为急，切不可照常法治之。

近来市习，多以元胡、乳、没、二皮、术、棱、五香、枳壳、厚朴之味投之。果有积滞，主立奇功。若胃肠素亏，必增其害，不可不知也。

脐痛

按：脐痛一证，眉批：知非氏曰：三阴之病，本从肚脐而分，然痛在脐上，有太阴、阳明之不同，一腑一脏之悬绝，故钦安以饱闷、吞酸定阳明腑病，而用行消之法。若稍上，又是太阳地，而有风、寒之判，皆有痛证，且有气、血之区别。学者平时若不详细讲究，临证必多疑似，处方不无模棱，断难万举万当。熟玩此按，悉心讨论，自得真诠。有阴阳之别。脐居阴阳交界之区，脐上属脾胃，脐下属肝肾。痛在脐上，着重脾胃；痛在脐下，着重肝肾。脐上下俱痛者，脾胃与肝肾病也此处又宜分别何经受病为要。

若脐上独痛，是脾胃之气有所滞也因寒、因热、因食、因抑郁又宜知。审是饱闷吞酸，便知饮食停而气滞也，急以消食行滞之品施之，如平胃散加香附、麦芽、枳壳之类治之。审是喜热饮，揉按而痛即减者，知是脾胃之阳不足，不能化其阴寒之邪也。法宜温中，如理中汤、香砂六君、甘草干姜汤加香附、安桂、丁香之类。审是不喜热饮、摩按，得热而反剧者，知是脾胃有郁热而气滞也，即以开郁行滞之法治之，如厚朴七物汤加麦芽、炒栀、香附之类是也。亦有太阳之邪未解，误下而邪陷于脾，以致脐上痛者，其人必先有发热、恶寒、头项强痛之候，因下后方见此痛者，便以桂枝大黄汤治之。

若脐下独痛，是厥阴之气不宣也。审是烦满、囊缩、脐下病痛者，厥阴之阴寒太甚也。法宜回阳祛阴，如吴萸四逆汤、白通汤之类是也。审是厥阴热邪伏而不宣，又或上攻为喉痹，下攻便脓血，热深厥深，口臭气粗之类。法宜扶阴，如鸡子黄连汤之类。

近来市习，一见脐痛，不按界限，一味调气行血，每以木香、小茴、当归、白芍、川芎、枳壳、沉香之类，故有效与不效，诚不若辨明上下、阴阳，治之为当也。

疝证

按：疝证一条，**眉批：**此按落落大方，深入浅出，不愧为医。有云：左为膀胱气，右为疝气，痛时睾丸上行入腹，或右丸上行而左丸不上行，或左丸上行而右丸不上行，或两丸并上行。他书有寒疝、水疝、筋疝、血疝、气疝、狐疝、阴疝、癞疝、心疝、肝疝之异，名目虽多，总无一定不易之理。余细维此病，究竟只在厥阴一经也。**眉批：**一语成铁案，谁敢再翻异？余深服此老吏。虽形象、病情不同，而睾丸为阴囊，其理断无可移者。余意睾丸与阴囊上缩，必是阴盛；睾丸与阴囊红肿，必是热增。治缩者，重在破阴以回阳，吴萸四逆加桂、砂、小茴，或乌梅丸倍阳药之类。治肿者，法宜破阳以扶阴，鸡子黄连与泻肝汤可施。须知肿缩二字，即盈虚之宗旨。

眉批：醒豁透露。肝气有余便是火，即囊丸肿的实据；肝气不足便是寒，即囊丸缩的实据。

又可疑者，今人皆云：两丸为外肾，何男子有而女子无乎？此理举世罕言明晰。余思天一生水，其卦为坎，二阴夹一阳，腰间二肾与背脊督脉似之。男女皆具，理实可从。若此二丸，**眉批：**阐发至理，畅所欲言，然似断鳌立极，却是叫人何处住脚？余谓医道须是知得一步，方许再进一步，终身门外，正不知几许人也。男有女无，非无一定之理，惜后贤窥之未及也。后天既以坎离立极，坎离即是乾坤，是坎离已得一二之数，故复申之曰：天三生木，木有阴木、阳木之别。阳木曰☳，为长男，二阴一阳，今之呼外肾者，即此也，故男子独具；阴木曰☴，为长女，二阳一阴，其缺在下，今之呼阴户者，此也。

夫乾坤交媾，**眉批：**再接再励，乃一读一击节，以高唱入云之笔，绘天地生发之机，斟酌饱满，尽态极妍，可谓写生妙手。首生长男、长女，后天以坎离代乾坤，而天三生木之旨，即在此处便见，而玉茎、阴户亦于此攸分。故仲景配此处属厥阴，取其至阴阴极也。玉茎之举，必须心火下照，**眉批：**发挥阴得阳而兴之理，尤见精致。然非学养功深，不能道其只字。又可见天三生木之机，此就其形体而言，其中之精义实微，未可尽泄。堪笑今人以外肾呼之，真是说梦话也。

查近来市方，一见疝证，便以小茴、荔枝核、橘核、安桂、附子、麝香之类，屡屡获效，究其所用，皆是温肝之品。**眉批**：结亦含着不尽。《唐诗》曰："欲穷千里目，更上一层楼。"如熊氏歌曰："要知返本还原法，须认吾身大药王。"取核者时，核以入核之意，理实可从。至于囊丸红肿，此法断不可施，务在阴阳攸分处理会可也。

遗精

按：遗精一证，诸书分别有梦而遗、无梦而遗、用心过度而遗、见色而遗、闻女声而遗、无故自遗，种种分别，总无一定不易之法。余谓不必细分，统以心肾不交，**眉批**：知非氏曰：此按心肾不交，是客从俗情也。神魂不藏，是主谈至理也。凡遇遗精之人，以"心肾不交"或"因于湿热"极不通之语告之，无不首肯，语以"欲炽所致"，即弗贴然，又必从而多方文致。故钦安姑存其说，以作陪衬，留病人地步，学者不可不知。神魂不藏为主。

夫人之立身，原以心肾为主，肾气上腾指坎气也，载水气以交于心，而心脏凉；心气下降，使君火以入肾，而肾脏温。神居二气之中，昼则从离，夜则从坎，神宰乎气，气统乎精，神施发泄之令。气动而精自不藏，若云"神令未施，而精自泄"，必无此理。又曰：魂者，神之使也。人之遗精，每每五更近天明时者居多，**眉批**：得时而旺，虚灵显应，浊火一入，丧却他家至重珍，深为可惜。《阴符经》云"沉木入火，自取灭亡"，盖言木得火而焚也。此段此理说待如吴钩出匣，寒光逼人。病者若见此书，熟读百回，可当百帖清凉饮，定点勿药有喜。此刻神已居在寅卯界内。寅卯属木，系藏魂之所，魂喜动而木喜发泄，木中有火，浊火易乱其神明，邪妄①之念偶萌，精神自不能守住白昼不梦，但心邪思淫，阳物即举，精即离位，况在梦乎，故一发即泄，迅速难留因其目瞑必未清，肝火最烈，故发速，非若白昼神在离。总而言之，神不清而气虚，好色者十居其八此证少年最多，神魂不藏，是其本者。欲使封固，如三才封髓丹、桂枝龙骨牡蛎汤、白通汤，皆可服也。此三方者，皆是交济阴阳之功，但非一二剂可见大功，总要信心得专，多服十余剂，无不灵应。

　　近来通称龙、牡涩精，尚未窥透其中至妙，多以金樱、粟壳、枸杞、巴戟、莲须之类治之，每多不效，由其不知封固这有要也。

---

① 妄：原文为"忘"，疑误。

医法圆通 卷二

（清）郑寿全著

大便不利

按：大便不利一证，**眉批**：知非氏曰：细维大肠主糟粕，原自胃中传入，其热颇顺。《经》曰"胃实则肠虚，肠实则胃虚"，指糟粕出入而言。其所以运化糟粕，则在元气，元气出入升降，运化精微。今病人大便不利，仍是气机不利，总贵在病机、病情上求之。学者须要先明理法，然后临证审察的确，或回阳，或清热，或急下，方有胆量把握。不然误下误清，虽不遭谤，倘用回阳，岂不惑己惑人？钦安指点亲切，当细心讲究，亦不可恃有此按，不揣病源，致临机而仍蹈徒法，不能以自行之弊也。有阳虚、阴虚、阳明胃实、肺移燥热之别。

因阳虚者，由下焦火衰，不能化下焦之阴，阴主静而不动，真气不能施其运行之力，故大便不利。其人定见无神，面目唇口青黑，满口津液，不思茶水，虽十余日不便，而并无腹胀、烦躁不安等情。即有渴者，定喜热汤，冷物全然不受，他书称为阴结寒闭者，即此也。法宜扶阳，如回阳饮加安桂、砂仁，白通汤，附子甘草汤之类。

因阴虚者，由火旺伤血，血液枯槁，肠中之糟粕干涩不行，如船舟之无水而停滞不动也。其人定多烦躁，声音响亮，渴欲饮冷，吐痰干黄，脉或洪大细数。他书称为热结阳秘者，即此也。法宜养血清热，如润燥汤、麻仁丸，养血汤加麦芽、香附、蜂蜜之类。

因阳明胃实者，由外邪入胃，从胃热而化为热邪，热甚则胃中津液立亡，故不利。其人定见恶热、口臭、身轻、气粗、饮冷，与夫狂妄、谵语、痞、满、实、燥、坚等情。法宜急下以存阴，如大、小承气汤之类。

因肺移燥者，由燥邪乘肺，肺与大肠为表里，表分受邪，渐及里分，其势自然。其人定多烦渴，皮肤不泽，大便胀甚，欲下不下。法宜清燥为主，如甘桔二冬汤、益元散之类。

以上治法，不拘男妇老幼，皆宜如此。故曰"有是病，宜是药"，切勿惑于老幼、附子、大黄之说也。

近来市习，一见大便不利，多用大黄或滋阴润肠之香油、蜂蜜、麻仁、郁李、归、芍之类，并不问及阴阳，受害实多，而人不察，良可悲也。

小便不利

按：小便不利一证，**眉批：**知非氏曰：前证言胃传糟粕于二肠，得元气运化而出。膀胱主溺，与二肠无涉。知非细维其原在胃，阳明为海，生精生血、化气行水之宗。且脾为胃行津液，脾能行水，由水道达于膀胱，膀胱有下口而无上口，须气化渗泌而出。今病人小便不利，明是二土失职，中宫少运。《经》曰：阳明主阖。又曰：脾胃同处中州。又可见脾不为胃行津液，故水道不利。如此溯本穷源，阳虚阴虚，一切移热、蓄热、蓄尿、蓄血、癃闭诸证，有由来矣。再观仲景五苓散方中用桂枝、白术通阳和脾，义极精微，大具神通手眼。钦安按中执定阴阳实据，加以温中行气治之，必无不效也。有阳虚、阴虚、心移热于小肠，与太阳腑证中之蓄尿、蓄热、蓄血、癃闭诸证。

因阳虚而致者，由下焦阳微，阴寒阻截膀胱之路，阳微无力，不能化之，故小便不利。其人定无力、无神，两尺必浮空或极劲，口并不渴，即有渴者，必喜热汤。法宜扶下焦之阳，如桂苓术甘汤倍桂，加白蔻、砂仁，或桂枣丸加胡椒、丁香之类。

因阴虚而致者，由下焦血液不足，邪热遂生 须知焦思则生心火，忿怒生肝火，思淫动相火，火动于中，不独此疾，皆是由一念而生，其旨甚微，切不可概谓由外而生，热结于尿隧，闭其水道流行之机，故不利。其人多烦躁、口渴、饮冷，小便或能滴几点，或短赤而热痛。法宜扶下焦之阴，如四苓滑石阿胶汤、益元散之类。

因心移热而致者，由心火太旺，或焦思太甚，而生心火。心与小肠为表里，心热甚而小肠受之，热伏小肠，伤及血液，流行失职，而小便遂不利也。其人病情多与阴虚法同。法宜清心，如黄连解毒汤加滑石、木通，或导赤散倍生地之类。

至于太阳腑证中之蓄尿、蓄热、蓄血、癃闭等证，已详《医理真传》，兹不具载。

近来市习，一见小便不利，便以木通、车前、滑石、黄连等治之，阳实易瘳，阳虚则殆，不可不知也。

淋证

按：淋证一条，**眉批：**知非氏曰：淋之一证，责在精道。余尝询之少年之人，其精中往往有子，早已廉得其情，百不失一，委是纵欲所致。譬如月缺难圆，金针暗失，人生不免殊为恨事，迨至病成痛作，尤征过纵，谓曰自取果报，大失也，其何说之辞？治法扶阳抑阴。如其人神不大衰，加清上焦之邪火，佐以行气，并嘱其清心节欲，自无不愈也。钦安挟破其情，论辨精详，自是方家举止，且为脑后痛下针砭，唤醒梦梦，以规戒为治法，的是妙人，却与知非同为快人也！诸书载有劳淋、砂淋、血淋、气淋、石淋之别，是因病情而立名者也。余欲求其一定之要，诸书俱未明晰，再三追索，统以阳不化阴，抑郁生热为主。

大凡病淋之人，少年居多，由其世欲已开，专思淫邪，或目之所见，耳之所听，心之所思，皆能摇动阴精，邪念一萌，精即离位，遂不复还，停滞精道，不能发泄，久久抑郁生热，熬干阴精，结成砂石，种种病形。当小便便时，气机下降，败精之结于经隧者，皆欲下趋。然尿窍于精窍相隔一纸，精窍与尿窍异位同源同从玉茎而出，尿窍易开，精窍不易启。不知好色之人，元阳日耗，封锁不固，当君火下照，尿窍已开，精窍亦启，尿欲速出，而精窍又开，两窍相启，彼此牵强，欲行不行，而痛故愈甚也。此二窍原不并开，此证全是并开之故，两相欲下，停精之结与未结，化与未化者，皆欲下趋也。

精停而结者，有砂石之形，郁热熬而成之也。好色过度，精未化者，血淋之源也。治砂石，贵以清热为先，而化气之品亦不可少。治血淋，须以扶阳为重，交通上下，而固元尤当知。知此病皆由自取，当其痛如刀割，虽云可怜，未始非好色之果报也。故方每以八正、五淋散，功专清热，亦多获效。余意此证当于清热利水中，兼以化精、化气之品，鼓其元阳，俾二窍不同时并开为主。余治此证，尝以滋肾丸倍桂，多效；又尝以白通汤专交心肾，亦多效；又尝以大剂回阳饮加细辛、吴萸、安桂，多效。是取其下焦有阳，而开阖有节，不至两相并启也。但服回阳等方，初次小便虽痛甚，而尿来觉快者，气机将畅，而病当解也。此道最微，理实无穷，学者须当细心求之，勿执余法为一定，**眉批**：虚心人语，又是婆心人语。恐未必尽善，而辨认总以阴阳两字，有神无神，两尺浮大，有力无力为准。

膝肿痛

按：膝肿痛一证，**眉批**：知非氏曰：细玩易象，震仰盂，二阴上，一阳下，孔子取为足能走。夫阳动阴静，动而在下者，足也。震，动也，气之动于下者也。今膝肿痛，或脚气注痛，必不便于行，而阳先病矣。所以然者，不外内、外二因，医先识此，知寒邪中于下，则动于下之气机不利，而有肿块痛流注之证，乃于逐邪之中，审其阳气之衰盛，而多方照顾，预培其生机。毋使邪气克正，致势滔天，不可向迩，翘可扑灭。滔水者，犯心之谓也。阳微不能化阴之谓也。钦安谆谆于温固回阳，兼补发汗、行水、除湿、散结诸法者，通其源，正市习之论者，节其流。学者洞晰源流，治膝脚之证无余蕴，寿世活人，大为快情。有由外感寒湿之邪闭塞关节者，有阳虚者，有阴虚者。

因外感寒湿而致者，或贪凉而足履冷水，偶受寒邪，而经络闭塞，渐至两膝肿痛诸书有历节风、鹤膝风之说。由其寒湿之邪，从外而入，闭其运行之机，膝处多空虚之地，最易藏邪，气道壅滞，水湿渐臻，抑郁生热，而成膝肿疼痛之疾。法宜发汗行水为主，如小青龙汤，或麻黄汤加茯苓、泽泻之类。

因阳虚者，由其素秉不足，阴邪寒湿丛生，流入下焦关节屈伸之处；或胃阳不足，过于饮酒，酒湿之邪流入关节，阻滞不行，而膝肿痛，但其证多皮色如常，漫肿微痛，实属阳微不能化阴。法宜温固脾肾之阳，如回阳饮加桂、苓、益智、故纸、茴香、砂仁之类。多服自愈，切不可性急而信心不坚。

因阴虚者，由其素秉阳旺，过食酿酒厚味，湿热毒邪流入下焦关节处，运行不畅，遏郁而红肿便生。法宜养阴清热，兼理气除湿。如黄连阿胶汤加苓、术，补血汤加秦艽、羌活、桑根、香附、麦芽之类。

此数法不过明其阴阳大致，究竟认证，全在活法，神而明之。

脚气

按：脚气一证，有由下而上冲作痛者；有只在下作痛者；有大病后，至午后脚底即发热作肿作痛，皮色如常，至天明即愈者；有天阴甚而痛反剧者。以上数证，悉属阳虚不能镇纳阴邪，阴气上腾，乃为大逆，犯心能令人死。法宜回阳收纳为要，如回阳饮加砂仁、故纸、益智、碎补，与白通汤之类。若只在下而作肿痛，挟湿亦多，加除湿必效。如或红肿痛甚，心烦口渴，小便短赤，乃湿热结聚下焦也。法宜除湿，湿去而热自消，如五苓散、鸡鸣散之类。更有红肿痛极欲死，气喘、唇青、小便清长者，乃是元气发外，从脚而脱也。法宜大剂回阳为要，切不可按寻常脚证治之。

近来市习，一见脚肿脚气发腾，不察虚实，每以苍术、苡仁、秦艽、防己、木瓜、茯苓、桂枝、松节等药治之，湿邪易瘳，阳虚则殆。

喘证

按： 喘促一证，**眉批：** 知非氏曰：孟子云"今夫蹶者趋者，是气也"，又曰"夫志，气之帅也"，又曰"持其志，勿暴其气"，此理可通乎治喘？彼趋与蹶，皆令人气喘，以其升降纡徐之机，为作劳所迫促，然一经静镇而即平。今气之喘，不由作劳而亦迫促不舒，且非静而能镇，是孰使之然哉？诚有如钦安所论五因，各因皆有辨认阴阳虚实之凭据，可谓详矣。惟元阳将脱之喘，用回阳收纳之法，未免骇人。殊不知志为气帅，持其志，勿暴其气，正合用姜、附之机宜，神机化灭，升降将息，火用不宣，水体不动，惟有用姜、附以养帅，帅如能振，气即随之而号令庶几中兴可冀，此炼石补天之技，出人头地之医。学者视姜、附为热药，斯得之矣。迨至病人烧退身安，姜、附又能退热。夫热属火，姜、附退热为泻火，学者视姜、附为凉药，则更妙矣。呵呵！有外感风寒而致者，有太阳证误下而致者,有胃火上攻而致者,有湿痰、水饮闭塞而致者,有元气欲脱而致者。

因风寒而致者,由风寒之邪闭塞肺气,肺气发泄不畅,上壅而喘,必有发热、头痛、身疼一段为据<small>如发热而无头疼、身痛,或见口唇青、脉劲之喘,必是元气外越,不得即以外感风寒闭塞目之,辨认留意切不可少</small>。法宜宣散,如麻黄汤、定喘汤、小青龙汤之类。

因太阳误下而致,由太阳之邪未解,既已壅塞,发泄不畅,仍宜大启其腠理,俾邪早出。医者不明其理,见其大烧,以为火旺,妄行攻下,客邪下陷,愈不得出,壅于胸膈,呼吸错乱,而喘证立生。法宜仍举其所陷之邪,如桂枝汤去芍药倍桂,或重加干葛以举之类,俾欲出者,仍从外出,以解透为妙也。

因胃火上攻而致者,由胃中素有伏热,或与外来之热邪相协,或胃中有停滞生热,热甚则邪火上攻,热逼于肺,气无所主,呼吸错乱,而喘证立生,必有大渴饮冷、口臭气粗、二便不利等情。法宜攻下,如大、小承气汤,白虎汤之类。

因痰湿水饮而致者,由太阳之气化偶乖,中宫之转输失职,水湿停滞不行,久久中气日衰,痰水日盛,渐渐上干清道,壅塞太甚,呼吸错乱,而喘证立生。其人定见食少痰多、清水上涌、喉中不利。法宜温中除湿,如桂苓术甘汤，理中加砂、半、茯苓之类。

因元阳将脱而喘者，由其人阳衰阴盛已极，逼阳于外，阳气不得下趋潜藏，阴阳两不相接，呼吸错乱，而喘促立生。必现面白唇青、口舌鳌黑、人无生气，全是一团纯阴。此刻有大烧、汗出之可畏。法宜回阳收纳，如吴萸四逆汤加丁香、胡椒、砂仁之类。尚可十中救一二。

凡治喘证，切不可猛浪，先将阴阳情形审明，然后施治，切不可一味治喘，妄以苏子降气汤、麻黄定喘汤投之，风寒可施，内伤则殆。

汗证

按：汗证一条，**眉批**：知非氏曰：汗者，涣也。《易》曰"汗涣具大号"，气机之外出者然也，然有病有不病焉。阴阳本是一个，动为阳，静为阴，外为阳，内为阴，出则俱出，入则俱入，相随不离，故曰互根。又曰"一而二，二而一"，性兼寒热，热则动，寒则凝，机缄本乎自然。故夏则多汗，冬则无汗，劳则多汗，逸则无汗，此不病之常也。病则无冬无夏，无劳无逸，皆有外越之机，身体必见不安之状。或因阳虚，或因阴虚，或太阳中风，或阳明热越，少阴、少阳、厥阴、太阴，无不汗出。钦安论治，丝丝入扣，学者详玩熟记，临证处方，万举万当，何多求焉。有阳虚者，有阴虚者，有太阳风伤卫者，有阳明热盛者。

因阳虚者，由其人素秉阳虚，或用心过度而损心阳，心阳衰，不能统摄心中之液而汗出；或脾胃阳衰，不能收摄脾胃中之血液而汗出；或肝肾阳衰，不能收束肝肾中血液而汗出。上、中、下三部阳衰，皆能出汗，统以阳虚名之。其人定多嗜卧、少气懒言为准。法宜扶阳，阳旺始能镇纳群阴，阴气始得下降，阳气始得潜藏，乃不外亡。法宜回阳、收纳、温固为要，如封髓丹、潜阳丹、黄芪建中汤、回阳饮之类。

因阴虚者，则为盗汗。由其人血液久亏，不能收藏元气，元气无依而外越，血液亦与俱出，多在夜分。夜分乃元气下藏之时，而无阴以恋之，故汗出也。非汗自出，实气浮之征也。法宜养血，如当归六黄汤、封髓丹倍黄柏，加地骨皮之类。

更有一等阴盛隔阳于外之证，夜间亦汗出，此为阳欲下交而不得下交，阳浮于外，故汗出。法宜扶阳，阳旺而阴不敢与争，阳气始得下交，如白通汤、补坎益离丹之类。

务要知得阴虚、阴盛之旨，阴虚则火旺，其人定然有神，烦渴饮冷为据；阴盛则阳衰，其人定然无神，少气懒言、不渴不食、即渴喜滚为据。

因风伤太阳卫分者，由太阳之气不足，不能充周于腠理，毛窍空疏，风入于内，风为阳邪，善行而动，卫外血液不得潜藏，随发热之气机而外出，故自汗淋漓。法宜扶太阳之气，太阳气旺，始能胜邪，仲景之桂枝汤是也。

因阳明火旺而致者，由胃中有火，热蒸于外，大汗如雨。非若久病大汗亡阳之证。此则其人大渴饮冷，二便闭塞，烦躁身轻，气粗口臭。法宜专清胃热，如人参白虎汤、大小承气汤之类是也。

更有一等汗证，如战汗、狂汗、黄汗、热汗、冷汗、上身汗、下身汗、头汗、饮酒食肉汗出之例，亦不可不知。夫曰战汗者，由正气鼓动，与外入之邪气相攻，客邪外越，骤然战栗不已，汗大出，汗止而战栗自然不作，病即立瘳。瘟疫证中有此一证。又曰狂汗者，由外邪入内，随热而化，热乘于心，神识不明，当正邪相攻，客邪突出，心神不定，其人如狂，大汗如注，邪尽汗止，而病可立瘳。又曰黄汗者，汗出沾衣，而衣皆黄也，由脾液发泄不藏，法宜收纳脾胃之元气，如姜、砂、草、理中汤之类。又曰热汗者，阳分之征；冷汗者，阴分之验。上身独汗者，阳竭于上也；下身独汗者，阴脱于下也。上下二证，是为久病虚极者言也，总以收纳为要。若病未大虚，而上身汗者，责在气分有热；下身汗者，责在血分有火，不可拘执，务在这阴阳互根处理会。至于头汗出至颈而还，有风淫于上，有湿热蒸于上，有蓄血生热而蒸于上，须当变通。若是饮酒食肉而即汗出者，**眉批：**此等之人，汗不是病，乃精不深藏，神不内敛，气易外越。夏固如此，冬亦皆然，主潦倒一生，此又相法之可通于医者。多由其人素缘胃热，一遇饮酒食肉，胃气即动，热气沸腾，熏蒸于上，而汗出于外，不药无伤。此有余之候，非不足可比。

尚有一等绝证，汗出如珠、如油、如雨，种种不治之证。余曾经验，急以仲景回阳汤饮救之，十中每痊四五。当此时也，病家亦委之命而莫救也，医家亦委之于绝而莫救也。虽曰天命，又何妨力尽人事哉！但欲开方，务在单上批写明白，告诫病家，设或追之不及，不得归咎于医药，以免后人借为口实。

目下，世人畏附子、干姜，**眉批：**世人畏姜、附，庸医误之也；医生畏姜、附，火字误之也。不啻砒毒，即有当服附子，而亦不肯服者，不胜屈指矣。嗟呼！阴阳不明，医门坏极，喜清凉而恶辛温，无怪乎阴盛阳衰矣。

近来市习，一见汗出，多以麻黄根、冬桑叶、浮麦、参、芪之类治之，不在阴阳互根处理会，每多不效。

健忘

按：健忘一证，**眉批：**知非氏曰：邵子诗云：耳目聪明男子身，鸿钧赋于不为贫。病至健忘，赋畀之良危矣。钦安定以精神不足，透出神昏之所以然，理明法立，非浅见寡闻者所能窥测。苟能按方用药，可疗此疾，又何必深究所以？此一段乃性灵文字，不在医例，亦不得作医书观。夫神与气、精，是三品上药，独神是火，为先天之元阳，不但统制气、精，而气、精皆神所生。故此火宜温不宜凉，宜养不宜折。病人但能存此火，尚可施治。此火一灭，精气绝而其人死矣。岂但健忘一证，即一部《医法圆通》之死证，皆此火衰绝耳。凡医因何而不敢放胆用姜、附以活人耶！全龙点睛正在此处，学者着眼。至摄心宥密，乃培养此火种之法。钦安之医、之心、之学，亦于是乎在。固有阳虚、阴虚之别，然亦不必拘分，统以精神不足为主。凡人禀二气以生二气即阳精、阴精也。二气浑为一气，神居二气之中，为气之宰，故曰：精、气、神。二气贯于周身，精气足，则神自聪明，故无所不知不晓。精气衰，则神昏，故时明时昧，犹若残灯之火，欲明不明，不能照物。此病老年居多，少年却少，即有如斯之少年，其所伤损不异乎老人也。此病法宜交通阴阳为主，再加以调养胎息之功，摄心于宥密之地，久久行之，亦可复明，如将竭之灯而更添其膏也。方用白通汤久服，或桂枝龙骨牡蛎散、三才、潜阳等汤，缓缓服至五六十剂，自然如常，切勿专以天王补心、宁神定志诸方，与参、枣、茯神、远志、朱砂一派可也。

惊悸

按：惊悸一证，**眉批：**知非氏曰：《经》曰：阳气者，欲如运枢，起居如惊，神气乃浮。钦安分惊为一证，以为正气衰微，神无所主，法宜扶阳，与《内经》吻合，自是方家举止。分悸为一证，指为心下有水气，亦合仲景之法。凡医皆能如此认证，言言有物，谓有不愈之病，吾不信也。名异而源同同在心经也。惊由神气之衰，不能镇静；悸由水气之扰，阴邪为殃。二证大有攸分，不得视为一例。余意当以心惊为一证，心悸为一证，临证庶不至混淆，立法治之，方不错乱。

夫曰惊者，触物而心即惶惶无措，偶闻震响则即恐惧无依，此皆由正气衰极，神无所主。法宜扶阳，交通水火为主，如白通汤、补坎益离丹之类，多服自愈。悸者，心下有水气也，心为火地，得阴水以扰之，故心不安。水停心下，时时荡漾，故如有物忡也。法宜行水为主，如桂苓术甘汤、泽泻散之类。若悸甚而心下痛甚，时闻水声，又当以十枣汤，决堤行水，不可因循姑惜，以酿寇仇也。

近来市习，一见惊悸，并不区分，概以安魂定魄为主，一味以龙骨、朱砂、茯神、远志、枣仁、参、归治之。治惊之法，尽于斯矣。

不卧

按： 不卧一证，**眉批：** 知非氏曰：不卧一证，属少阴，于何征之？仲景《伤寒论》曰：少阴之为病，脉微细，但欲寐也。但欲寐者，但想卧而不得卧，即不卧之深也，故属少阴。学者凡遇不卧之证，拿定提纲，再审所因，周不中肯，此扼要之法也。有因外邪扰乱正气而致者；有因内伤已久，心肾不交而致者；有因卒然大吐、大泻而致者；有因事势逼迫，忧思过度而致者。

因外感而致者，由邪从外入，或在皮肤，或在肌肉，或在经输，或在血脉，或在脏腑，正气受伤，心君不宁，故不得卧。必须去其外邪，正复神安，始能得卧。医者当审定邪之所在，如汗出不透者透之，热郁不泄者泄之，气化不得化者化之，枢机失运者运之，可吐者吐之，可下者下之，可温者温之，可凉者凉之，按定浅深病情提纲，自然中肯。

因内伤而致者，由素秉阳衰，有因肾阳衰而不能启真水上升以交于心，心气即不得下降，故不卧；有因心血衰，不能降君火以下交于肾，肾水即不得上升，亦不得卧。其人定见萎靡不振，气短神衰，时多烦躁。法宜交通上下为主，如白通汤、补坎益离丹之类。

因吐泻而致者，由其吐泻伤及中宫之阳，中宫阳衰，不能运津液而交通上下。法宜温中，如吴茱萸汤、理中汤之类。

因忧思而致者，由过于忧思，心君浮躁不宁，元神不得下趋，以交于阴，故不得卧。此非药力可医，必得事事如意，神气安舒，自然能卧。若欲治之，亦只解郁而已，如归脾汤、鞠郁丸之类。

近来市习，一见不卧，便谓非安魂定魄不可。不知外感、内伤，皆能令人不卧，不可不辨也。

痢证

按：痢证一条，**眉批**：知非氏曰：夫痢，险证也，最多危候。庸手无论矣，历来诸名家，亦少会归，惟陈修园先生《时方妙用》中论痢最佳。缘熟习《伤寒》所论治法，推本六经，方是仲景方，法是仲景法，未尝于仲景外稍参时法，分经治病，而不治痢，其得力于《伤寒》者深矣。余恒遵用其法，百发百中。人咸讶其神奇，其实以古方治今病，今月古月岂有异乎？在有心人自为领取耳。钦安所论为详尽，鄙心为之一快。舒驰远先生分为四纲，曰秋燥，曰时毒，曰滑脱，曰虚寒，甚为恰切。余谓此四法中，燥证十居其八，时毒十居二三，滑脱与虚寒十居四五。但辨察之间，不可无法。

燥证之痢，里急后重，日虽数十次，精神不衰，喜饮清凉。法宜清润，始甘桔二冬汤是也。

时毒之痢，里急后重，多见发热身疼，一乡一邑，病形皆相似也，乃是时行不正之气，由外入内，伏于肠胃，与时令人燥气相合，胶固肠胃而成痢。法宜升解，如人参败毒散、葛根芩连之类。

滑脱与虚寒之痢，二证情形虽异，病原则同，总缘中宫阳衰，运转力微，阴邪盘踞肠胃，阻滞元气运行之机，虽有里急后重之势，粪出尚多，非若秋燥、时毒之痢，每次便时，不过几点而已，其人多见面白无神、四肢困倦。法宜温固为主，如附子理中汤、理脾涤饮之类。

总之，白痢、赤痢，痛甚，里急后重剧者，燥热之征。不痛，里急后重微者，虚寒之验。他如纯白如鱼脑，如猪肝，如尘腐，大热不休，口噤不食，呃逆频添，种种危候，虽在死例，然治得其法，十中亦可救二三。余亦尝遇此等危证，审无外感，无邪热，每以回阳收纳法治之，多效。但大热不休一条，审察其人烦躁饮冷有神者，以调胃承气治之。若无神，安静不渴，急以回阳大剂治之，亦易见效。若妄以为阴虚，而以养阴法治之，百无一生。

近来市习，一见痢证，以黄芩芍药汤与通套痢疾诸方治之，究其意见，无非清热导滞、调气行血而已。不知气血之不调，各有所因。知其所因而治之，方是良相；不知其所因而治之，皆是庸手。

呃逆

按：呃逆一条，**眉批**：钦安论此一条，不在证名上论治，专在所因上谈法，是一段聪明文字，是此证聪明治法，学者能识此聪明之理法，便是良医。有阳虚、阴虚、元气将绝之别，不可不知也。

因阳虚者，由中宫之阳不足，以致阴邪隔踞于中，阻其呼吸往来接续之机，其人定见无神、安静、不食不渴。法宜温中降逆为主，如理中汤加吴萸、半夏之类。

因阴虚者，盖以阴虚由于火烧火旺，火邪隔拒于中，阻其上下交接之气。其人定见躁暴、饮冷恶热、精神不衰、二便不利。法宜苦寒降逆为主，如大、小承气汤之类。

因元气将绝而致者，盖以元阳将绝，群阴顿起，阻其升降交接之机，其人或大汗、自汗出，或气喘唇青，或腹痛囊缩，或爪甲青黑，或头痛如劈，目皆欲裂，耳肿喉痛，种种病情，皆宜大剂回阳降逆，十中亦可救二三，如吴萸四逆汤、白通汤之类。

近来市习，一见呃逆，阴阳不分，一味以橘皮、半夏、竹茹、丁香、柿蒂等药治之，亦有见效，终不若辨明阴阳治之为当也。

反胃

按：反胃一证，**眉批**：知非氏曰：斯文宗孔孟，讲武宗孙子，注疏宗程朱。百家众技者流，咸存而不论，以故朝野相安，道一风同，称郅治焉。独至于医，为斯世所不可缺。虽穷乡僻壤，亦有囊中而趋向各不相侔，圣凡迄无定论，草菅人命，亦不为怪。此段疑案，悒于怀抱久矣，欲互相商榷，又少知音。今于批评钦安书，至反胃一证，其驳景岳用药，大为有理。因思市医宗后世诸家者多，后世诸家之书又多于古人。古人分六经，后人分五经。古人立方不讲药性，后人立方专究药性。古人方效，而今人不用。后人方不效，今人乐于从事，反诋古人之方为太重，后人之方为轻而合宜。古人不立证名，后人多立证名。古人不以脉定证，后人能以脉知病。古人只论六阴阳，后人论千阴阳、万阴阳。群言淆乱，衷诸圣，今人竟舍古人而从后人，视古人为不可知，后人乃可法，反觉后来居上。以故《灵》《素》《难经》及《伤寒》成为畏途，而人命直为儿戏矣。余诚不知医，鄙意总以能读古人之书，得古人之心法，用古人之方，治今人之病，或生或死，与古人相合，于今人无误，方为医者，未知是否，祈阅者教之。有阳虚、阴虚之别。

因阳虚者，盖以阳衰则不能镇纳僭上之阴，阴邪过盛，势必与阳相拒，一切经火烹调之物皆不能容，故下喉数刻，或二三时乃仍吐出。其人定见脉大而空，或劲如石，言语一切无神，困倦喜卧。法宜回阳降逆为主，如吴萸四逆汤、半夏生姜汤之类。

诸书亦云"朝食暮吐，为命门无火，不能熏蒸"，果称灼见，但用药多以阳八味、大补元煎治之，为补命门必用之药,舍此二方,无从下手。余尝试之,多不见效。所以然者,二方概以熟地为君以补阴,枣皮以滋阴,丹皮以泻火,用桂、附仅十中之二三。试问:既曰命门无火,理宜专用桂、附以补火,何得用地、枣以滋阴,丹皮以泻火乎?此皆景岳不读仲景之书,而未明阴阳之道也。在景岳以为,善补阳者,于阴中求阳,故用一派养阴之药,杂一二味补火之品于中,而谓阴中求阳至极无二之法,独不思仲景为立法之祖,于纯阴无阳之证,只用姜、附、草三味,即能起死回生,并不杂一养阴之品,未必仲景不知阴中求阳乎?仲景求阳,在人身坎宫中说法;景岳求阳,在药味养阴里注解。相隔天渊,无人窥破,蒙蔽有年,不忍坐视,故特申言之。

因阴虚者,盖以阴衰不能制火,火拒于中,气机有升无降,故饮食下喉一刻,仍然吐出。其人定见精神不衰,声音响亮,烦躁不宁,关脉必洪大有力。法宜苦寒降逆为主,如大、小承气汤之类。他书议论纷纷,愈出愈奇,去理愈远,不可为法。其中因受虽异,总以一"逆"字定之,逆则以阴阳判之便了。

癫狂

按: 癫狂一证,名异而源同同者,同在心经也。癫虚而狂实。癫为心阳之不足,神识昏迷癫者,言语重复,喜笑无常,作事无绪,皆由心阳不足,神识不清,寒痰易生,上闭心窍，亦能使人癫癫倒倒。然专于治痰，便是舍本逐末，不可为法。交通上下，是为治本握要法，宜细心体会之；狂乃邪火之横行，神无定主狂者，本由邪火乘心，乱其神明，神无所主，故大叫狂妄，登高弃衣，亲疏不避，治之专以下夺、清热为主。治癫贵以养正，**眉批：**知非氏曰：扶正治癫，下气治狂，名论不刊。兼以行痰；治狂务于祛邪，灭火为要。白通、栀、豉，主于交通，阴癫、阳癫可疗。大、小承气，专行攻下，狂妄能医。其中尚有夙孽冤凭，尤当急作善功忏悔。

近来市习，治癫专以祛痰安魂定魄，治狂每以清火降痰，亦多获效。终不若握定金针，临证有据也。

胀满

按：胀满一条，诸书分别有肤胀、腹胀、水胀、气胀、血胀、蛊毒之名，总无一定之旨归。余仔细推究，因太阳失职，气化失化而致者，十居七八。因吐泻伤中，克伐元气而致者，十居四五。若蛊毒，则另有由致。

所谓因太阳失职者何？盖以太阳为一身之纲领，主皮肤，统营卫，脏腑、经络、骨节，莫不咸赖焉。太阳居坎宫子位，一阳发动，散水精之气于周身，乃众阳之宗，一元之主也。故称之曰太阳，至尊无二之意也。乃人不知保护，内而七情损之，外而六客戕之，以致一元伤损。运化失于皮肤，则肤胀生；运化失于中州，则腹胀作；运化失于下焦，则阴囊、脚胀起。水逆于肺，则生喘咳；水逆于肠，则生泄泻；水注于左，注于右，留于上，留于下，留于中，化而为痰，则有五饮之说。水胀之源，皆本于斯。

至于气胀者，乃元气散漫之征。多起于大病、久病，或吐泻，或过于克伐，伤于一元。

血胀者，周身浮肿而皮色紫红，是气衰而阴乘于上也。亦有周身浮肿，而小腹硬满、小便短赤，是阳衰于下，而阴不化也。

总而言之，万病起于一元伤损。分而言之，上、中、下各有阴阳，十二经各有阴阳，合而观之，一阴一阳而已。更以阴阳凝聚而观之，一团元气而已。至于受病浅深，各有旨归，然分类以治之，未始不当，但方愈多而旨愈乱，若不再行推醒，拈出旨归，将来后学无从下手。当今之际，谁非见肿治肿，见胀消胀者哉？余意此病治法，宜扶一元之真火，敛已散之阳光，俾一元气复，运化不乖，如术附汤、姜附汤、真武汤、桂苓术甘汤、附子理中汤、麻黄附子细辛汤、附子甘草汤之类。以上数方，各有妙用，肤胀、水胀、气胀、血胀、腹胀皆能奏功。**眉批：**知非氏曰：中寒生胀满，胀满属太阴，此病根也。试取譬焉，人身犹葫芦，葫芦有前面，腹为阴也；葫芦有后面，背为阳也；葫芦有上面，头为诸阳之首，乾也；葫芦有下面，戌亥子丑，两阴交尽，二阳初生之地，坎也，坤也；斗胆言乎中，葫芦里面有金丹，金者，乾也；丹者，坎为月也。月本无光，借日而有光，盖乾交乎坤，三索而得男哉，才生明矣，三五而盈，三五而缺，识此之故，所谓天道下济而光明也。胀满本属阴寒为病，必阳先虚而不运，斯阴始实而成胀。欲消此胀，必先扶阳。岐伯曰"阴病治阳"，仲景曰"太阴之为病，腹胀满"而用干姜，早为万世之梯航，何待饶舌？然而时医不知身中阴阳上下往来为病之消息，不得不将古法今朝重提起。钦安推本太阳，知非更进少阴。少阴者，君火也，主弱则臣强，臣强必欺主，是故少阴之君火衰微，则各路之烟尘四起。或太阳之寒水一强，主膀胱不利；或少阳之相火一强，主胸膈胁肋胀满；或阳明之燥金一强，主肌肉胀满；或太阴之湿土一强，主单腹胀满，有大如瓮者；或厥阴之风木一强，主少腹阴囊及脚腿胀满。独少阴之君火一强，则群阴见睍，秋阳当空，万魔潜消矣。故仲景以"脉微细，但欲寐"称为少阴不足之病，三急下法存少阴将绝之阴。由此推之，六经皆能为胀，六经之方各有治胀之妙，神而明之，存乎其人耳。总而言之，元阳为本，诸阴阳为标。能知诸阴阳皆为元阳所化，一元阳变而为诸阴阳。元阳即是诸阴阳，诸阴阳仍是元阳，而又非诸阴阳之外。另有一元阳，元阳之外另起诸阴阳。阴阳又不是混作一团，又不能打成一片，则治病不难而可悬壶于市矣。再能知六经中有主脑，六阴阳中有窍妙，斯真凿破鸿濛，辟开太极，医道特其余事，又多能云尔。

惟蛊毒则另有法治。然蛊有自外、自内之别。自外者何？埋蛊厌人一法，蛮方最多。或蛇，或虫，或龟，或鳖，炼而成之，或于食物放之，或于衣被放之。人中之者，久久面黄肌瘦，腹大如鼓，不久即死。蓄蛊之人，家道顺遂，自喜术灵，而不知造孽已深，不可解也。《汇参辑成》《石室秘录》，各家书上，皆有妙方，兹不具载。自内者何？若《易》云"山风蛊，为女惑男"，因少男配长女，阴阳失常，尊卑紊乱，不思各正其性，艮则安止，巽则顺从，久而败坏，蛊乃生焉。治之之法，于止而不动者动之，柔而不振者振之，使之各有向背，不失其正，庶几天地泰而阴阳不偏矣。然则治法奈何？宜苦、宜辛尽之矣。

余尝治一男子，腹大如鼓，按之中空，精神困倦，少气懒言，半载有余。余知为元气散漫也，即以大剂吴萸四逆汤治之，一二剂而胀鼓顿失矣。又治一男子，腹大如鼓，按之中实，坚如石块，大小累累，服破气行血之药，已经数月，余知为阴积于中，无阳以化之也。即以附子理中汤加桂、蔻、砂、半、丁香，一二剂而腹实顿消。二证虽不足以蛊论，然而治蛊之法，未始不可以二证概也。另有虫蛊一证，又不可不知也。

小儿抽掣 俗作惊风

按：小儿抽掣一条，有外感、内伤之别。

因外感而致者，由其感受外来之风寒，闭其经络运行之气，现角弓反张，壮热自汗者，风伤太阳之卫也，桂枝汤可与之；角弓反张，壮热无汗，而畏寒者，寒伤太阳之营也，麻黄汤可与之。若壮热、烦躁口渴、气粗蒸手、二便不利者，热淫于内也，白虎、调胃承气可与之；稍轻者，导赤散加荆、防、虫蜕、茯苓亦可与之。

因内伤而致者，或饮食伤中，或大吐后，或大泻后，或久病后，或偶受外邪，发散太过，或偶停滞，消导克伐太过，积之既久，元气日微，虚极而生抽掣，诸书称慢脾风者是也。其人定见面白唇青，饮食减少，人困无神，口冷气微，或溏泄日三五次，或下半日微烧、微汗，抽掣时生，此是元气虚极，神无定主，支持失权，由内而出之候。只有扶元一法，如附子理中加砂、半，回阳饮加砂、半。昧者不知此理，一见抽掣，便称惊风。若妄以祛风之品施之，是速其亡也。业斯道者，逢此等证候，务须细心斟酌阴阳实据，庶不致屈杀人命。余非言大而夸，其所目睹而亲见者，不胜屈指矣。病家于此，切切不可专求捷方。**眉批：**知非氏曰：凡视小儿之病，虽曰哑科，而望、闻、问、切四诊，皆有凭据。青、黄、赤、白、黑，有神无神，形体之肥瘦厚薄，容貌之惨舒虚实，皆可目睹，所谓望也。声音之盛衰，气息之粗细，喘与不喘，微与不微，可以耳听，所谓闻也。腹痛则其哭也头必俯，项背痛则其哭也头必仰，小便数不数，大便调不调，其父母必能稔知，可以面讯，所谓问也。烧热不烧热，厥冷不厥冷，有汗无汗，可以手摸；两手之脉，可以指取，所谓切也。有此四诊，即得病情。至于抽掣，病在筋膜，主伤风木之气，风寒无疑，调和营卫足矣。再有他故，知犯何逆，以法救之，无不见效。钦安指示亲切，分辨详细，断不可照市医看法，单视虎口筋纹，定是何病，便处方药。紫纹冲上三关，不必定是危候，尤要在小儿抽掣，勿认是风，便用惊药，功德无量矣。况小儿阳气嫩弱，不胜风寒作祟，或发表太过，或经误下，往往筋惕肉𥆧，振振动摇，不是惊风，养阴和阳，便不惊风。谓小儿火大者，是其父母欲自杀其儿，可辞去不治，尤为切嘱。须知小儿阳弱，火不能从内发；小儿无欲，火不能从外入，此是金针。

中风

按：中风一证，原有中经、中腑、中脏、闭、脱之情，陈修园先生《三字经》《从众录》分辨甚详，可以熟玩。余更细为思之，夫人身原凭一气包罗，无损无伤，外邪何由而得入，内邪何由而得出？凡得此疾，必其人内本先虚，一切外邪始能由外入内，一切内邪始能由内出外，闭塞脏腑经络气机，皆能令人死，不得概谓皆由外致也。余常见卒倒昏迷，口眼㖞斜，或身软弱，或周身抽掣。众人皆作中风治之，专主祛风化痰，不效。余经手专主先天真阳衰损，在此下手，兼看何部病情独现，用药即在此攸分。要知人之所以奉生而不死者，恃此先天一点真气耳。**眉批**：知非氏曰：此解已透，然内本先虚，所谓本实先拨，即专主先天施治，未必十治十全。须知先天之阳不易回也，先与病家说明。愈，是万幸，不愈，医不任咎。若是回阳不愈，真阴不能自生，有人能治愈此病者，愿焚其书，愿铲其批。真气衰于何部，内邪、外邪即在此处窃发。治之但扶其真元，内外两邪皆能绝灭。是不治邪而实以治邪，未治风而实以祛风，握要之法也。若专主祛风化痰，每每酿成脱绝危候，何也？正虚而邪始生，舍其虚而逐其末，况一切祛风化痰之品，皆是耗散元气之物，未有不立增其病者。然而浅深轻重，步步有法，贵在圆通。余不过以鄙意之管见，以与同人共商之耳。

中痰

按：中痰一证，余思"中"字不甚恰切。夫痰之所以生，半由太阳失运，水液不行，聚而为痰；或由中宫火衰，转输失职，水湿生痰；或由心阳亏损，不能镇纳浊阴，水泛于上，而痰证生。种种不一，是痰皆由内而生，并非由外而致。由外而入内，始可以言中，由内而出外，决不可以言中。**眉批**：知非氏曰："中"字之义驳得倒，"痰"字之理认得真，治痰之法自尔超妙，非庸手所得知。患疾之人遇之病可愈，学医之人入手不得错，此救世之法，医医之意也。凡为痰迷之人，必素秉阳衰，积阴日盛，饮食不运，气机不宣，忽然外邪引之，内气滞之，阴邪窃发，寒痰上通，堵塞清道，人事昏迷，喉中痰响，脉必滑利。平素多病多痰，法宜扶阳为先，祛痰为末，如姜附汤、姜桂茯半汤、真武汤之类，皆可施之。即曰痰闭可也，何必曰中？

中食

按： 中食一证，"中"字亦不恰切。夫食以养生，虽由外入内，并非食能害人，必其人素缘中气不足，运化气衰，阴邪已经发动，偶遇饮食入内，阻滞不进，忽然闭其清道，人事卒倒，形如死人，皆是气机偶闭为之耳，何得谓食之能中乎？即如平常气实之人，日日酒食厌饱，而胡不中？以此推之，内本先虚也。须探吐之，一吐即愈，愈后急温补脾土，自无失矣。**眉批：** 知非氏曰：此数语包一切，扫一切，元箸超超，颠扑不破，神曲、麦芽、槟榔、山楂可以扫除，而干姜、附子又能治食矣，可发一噱！

脱肛

按： 脱肛一证，**眉批：** 知非氏曰：巽为股，为风。风性属阳，主升。平人不脱肛者，风木之气生升不已。今病脱肛，生升之气机失权。钦安参悟其理，指出温升之法。所谓火旺者，火急风生，直步广肠，肛头顺势脱出，亦当升阳散火，桃花汤可用。必见实热之病情，方可直折，火熄风平，遂其升达之性，其肛自举。一二剂即止，所谓中病即止，毋过用以伤生气。否则旋举旋脱，久久遂漏，又不可不知也。有下焦阳衰而不能统束者，有三焦火旺而逼出者。

因下焦阳衰而致者，由其人或房劳过度，或大吐、大泻、大病后，元气损伤，不能收束。其人定见少气懒言、精神萎靡、面白唇青、喜食辛辣热物者是也。法宜温固脾肾之阳，阳回气足，肛脱自收，如附子理中汤加葛根、黄芪建中汤，与市习之补中益气汤之类。

因火旺逼出者，或由过食厚味、醇酒、椒、姜辛辣之物，热毒流注下焦，或感受外热燥热邪，流注肠胃，热邪从下发泄，火气下趋，渐渐逼迫，直肠遂出。其人定见躁烦、善饮清凉，或大便不利，或小便赤热，或善食易饥，种种病情者是也。法宜清热，如黄连解毒汤、三黄石膏汤之类，专清肠胃之热，热清而肠自收矣。

近来市习，多用补中益气倍升麻，或用槟、麻仁捣泥涂囟门穴，亦多见效。但于阴阳攸分，全无定见，终不若握此阴阳法度，治之庶可无差。第所列药方，亦未尽善。不过明其理法之当然，学者从中神而明之，自然发无不中也。

痔疮

按： 痔疮一证，诸书分别牡痔、牝痔、气痔、血痔、酒痔、脉痔、内痔、外痔。又俗称翻花痔、鸡冠痔、营花痔、蜂窠痔、鼠奶痔、牛奶痔，种种不一。余谓形象虽异，其源则同，不必细分，总在阳火、阴火判之而已。

因阳火而致者，或平素喜食厚味、醇酒、椒、姜，一切辛辣之物，热积肠胃，从下发泄。肛门乃属下窍，终非时刻大开，热邪下趋，发泄不畅，蕴积而痔乃生焉。其痔定然痛甚，肛门红肿，精神不衰，饮食如常，粪硬溺赤，喜饮清凉者是也。法宜专清肠胃之热，如大小承气、调胃承气、葛根芩连等汤，皆可酌用。又或燥邪发泄不畅，辨认与上同，而时令不同，法宜清燥为主，如黄连玉竹阿胶汤、清燥汤、甘桔二冬汤之类。

因阴火而致者，或由房劳过度，君火下流，前阴发泄不畅，直逼后阴，蕴积亦能生痔。又或火病，用心过度，忧思过度，元气虚极涣散，欲从下脱，而不得即脱，蕴积亦能生痔。其痔或青色、黑色、白色，微痛微肿，坐卧不安，人必无神，困倦喜卧，畏寒身重，面色唇口青白，脉或浮空，两尺或弦劲，此是元气发泄不藏之故，不得照寻常通套等方施治。法宜收固，如附子理中汤加葛根，潜阳丹，回阳饮，封髓丹倍砂、草之类。

近来治论纷纷，愈出愈奇，理法将泯，不得不为之一正。**眉批：**知非氏曰：治疮亦贵理法明晰。钦安兼习外证，的是妙人。

赤白浊

按：赤白浊一证，诸书所载，有云"赤属血，白属气"，有云"败精流溢，乃谓白浊；血不及变，乃为赤浊"，有云"入房太甚，发为白淫"，有云"脾移热于肾"，有云"白浊乃劳伤肾，肾冷所致"，种种分辨，果从谁说？余谓不必拘分，握定阴阳，治之便了。**眉批**：析言居要。

夫赤浊、白浊，俱从溺管而出，有云"败精流溢"，既云"败精"，不过一二次见之，未必日日见之，况精窍与尿窍不并开；即云"元阳不固，关锁不牢"，而败精有如此之多，不几元阳有立绝之势乎？余亦常见患浊证之人，精神不衰者亦多，可知其非败精也明矣。余细维此证，总缘二气不调，中宫运化机关失职。所以然者，先天赖后天以生，水谷之精气生血，水谷之悍气生精，血入于营，精行于卫，皆从中宫转输。转输失权，或精或血，流注阑门，阑门乃秘清别浊之所，从此渗入膀胱，渗入者赤，溺便赤，渗入者白，溺便白，非膀胱之自能为赤白也。方书多用利水，尚未窥透此中消息。又有云"湿热流注于下"，此说实为有理，卓见颇超，清热利水，大约从此。须知中宫不调，有寒热之别。寒主胃阳之不足，阻滞中宫，转输即能失职，**眉批**：知非氏曰："阳虚不能运动精微"，一语可补钦安之注脚。其人定见面白无神、饮食短少、困倦嗜卧，不问赤白，但以温暖中宫，俾寒邪去而转输复常，如香砂六君、附子理中之类。热主胃气之过旺，盘踞中宫，转输亦能失职。其人多烦躁好动，精神不衰，言语、脉息一切有神，不问赤白，便以清胃为主，俾热去而转输复常，如导赤散加茯苓、前仁，清胃散，凉膈散之类。

血证门吐血、鼻血、牙血、毛孔血、耳血、二便血

按：血证虽云数端，究意不出阴阳盈缩定之矣。眉批：知非氏曰：火是阴，《内经》曰：阴病治阳，当用阳药。夫火何以能阴？孔子曰：离为火，离是阴卦，火是红色，血亦是红色，故知火盛吐血，正是阴盛，必用阳药而始能愈。此儒者之权衡，非俗子所能窥测，而医亦是名医，故敢论血。余于《医理真传》分辨甚详。查近市风，一见血出，红光遍地，人人皆谓之火，医生亦谓之火。细阅其方，大半都是六味地黄汤、回龙汤、生地四物汤加炒芥、藕节、茜草、茅根、牛膝、大黄之类，专主滋阴降火。曷不思火有阴阳之别？血色虽红，由其从火化得来，终属阴体。气从阳，法天，居上；血从阴，法地，居下。天包乎地，气统乎血，气过旺，可以逼血外越，则为阳火。气过衰，不能统血，阴血上僭外溢，则为阴火。阳火，其人起居，一切有神；阴火，动静起居，一切无神。阳火始可用以上市习之方，阴火决不可用，当以《医理真

传》之法为是。要知人周身躯壳，全赖一气一血贯注之而已，不必区分血从何出，当何治，血是某经，主某方。分解愈多，源头即失。余治一切病证与此血证，只要无外感病形，即握定阴阳盈缩治之，见功屡屡，获效多多，真不传之秘法，实度世之金针。**眉批：** 老实人说老实话，知著书之婆心，更知评者之婆心，有同心焉耳，以为邀誉则非矣。余经验多年，不敢隐秘，故罄所知，以告将来。

发斑

按： 发斑一证，有由外入而致者，有由内出而致者。**眉批：** 知非氏曰：斑发于阳，因外感而致，其证为阳，能治者多；惟斑发于阴，因内伤而致，其证为阴，能识者少。钦安指出两法，重在人所难识一面，学者知其所难，作者之心苦矣。

由外入而致者，由外感一切不正之气，伏于阳明。阳明主肌肉，邪气遏郁，热毒愈旺，忽然发泄，轻则疹痒，重则斑点，或如桃花瓣，或如紫云色，大小块片不等。其人口臭气粗，壮热饮冷，脉大而实，或周身疼痛，二便不利者，此为外感，阳证发斑是也。法宜随其机而导之，如升麻葛根汤，举斑、化斑、消斑等汤，皆可酌用。

因内伤而致者，或饮食伤中，克伐过度；或房劳损阳，过于滋阴；或思虑用心过度；或偶感外邪，过于发散，以致元阳外越，或现斑点，或现通体紫红。其人懒言嗜卧，不渴不食，精神困倦。或现身热，而却无痛苦情状，行动如常。或身不热，而斑片累累，色多娇嫩，或含青色者是也。粗工不识，一见斑点，不察此中虚实，照三阳法治之，为害不浅。法宜回阳收纳为主，如封髓丹、潜阳丹、回阳饮之类。余曾经验多人，实有不测之妙。总之，外证发斑，在三阳，宜升散；内证发斑，在三阴，宜收纳。**眉批：**知其要者，一言而终；不知其要者，流散无穷。此二法乃万病治法之要。不仅此证，学者须知。

痿躄

按：痿躄一证，《内经》云"肺热叶焦，五脏因而受之，发为痿躄"，又云"治痿独取阳明。阳明为五脏六腑之海，主润宗筋，束骨利关节者也。阳明虚，则宗筋弛"。李东垣、丹溪遵《内经》"肺热"一语，专主润燥泻火，似为有理。但《内经》称治痿独取阳明，乃不易之定法。此中必有定见，当是肺热叶焦之由，起于阳明也。

阳明为五脏六腑之海，生精生血，化气行水之源也。《内经》谓阳明虚则宗筋弛，明是中宫转输精气机关失职，精气不输于肺，则肺痿生；精气不输于脉，则心痿生；精气不输于肉，则脾痿生；精气不输于筋，则肝痿生；精气不输于骨，则肾痿生。以此分处，则"治痿独取阳明"一语方成定案，即不能专以润燥泻火为准。**眉批：**知非氏曰：是何意态雄且杰，高谈雄辩惊四方。要知人身三百六十骨节，无论何节，精气一节不输，则一节即成枯枝《黄庭经》曰"泥丸、百节皆有神"，一节无神，则阴邪起而为病，此理精粹。以此推求，方得痿证之由，肺热叶焦之实，即此可悟。"治痿独取阳明"一语，实握要之法。余思各经为邪火所侵，并未见即成痿证。即有邪火太甚，亦未见即成痿证，果系火邪为殃，数剂清凉，火灭而正气即复，何得一年半载而不愈。东垣、丹溪见不及此，故专主润燥泻火，**眉批：**一家之言，未窥全豹。是皆未得此中三昧。法宜大辛大甘以守中复阳，中宫阳复，转输如常，则痿证可立瘳矣。如大剂甘草干姜汤、甘草附子汤、参附汤、芪附汤、归附汤、术附汤之类，皆可酌选。

虚劳

按：虚劳一证，诸书分别五劳七伤，上损下损。陈修园先生《三字经》《从众录》分辨甚详，可以熟玩。余思虚劳之人，总缘亏损先天坎中一点真阳耳。真阳一衰，群阴蜂起，故现子午潮热子午二时，乃阴阳相交之时，阳不得下交于阴，则阳气浮而不藏，故潮热生。阴不得上交于阳，则阴气发腾，无阳以镇纳，则潮热亦生。医者不得此中至理，一见潮热便称阴虚，用一派滋阴养阴之品，每每酿成脱绝危候，良可悲也。**自汗盗汗出** 凡自汗、盗汗皆是阳虚之征，各书具称盗汗为阴虚者，是言其在夜分也，夜分乃阳气潜藏之时，然而夜分实阴盛之候，阴盛可以逼阳于外，阳浮外亡，血液随之，故汗出，曰盗汗。医者不知其为阳虚不能镇纳阴气，阴气外越，血液亦出，阴盛隔阳于外，阳不得潜，亦汗出。此旨甚微，学者务须在互根处理会。**咳吐白痰** 真阳一衰，则阴邪上逆，逆则咳嗽作。白痰虽非血，实亦血也，由其火衰而化行失职，精气不得真火煅炼，而色未赤也。近来多称陈寒入肺，实是可笑。**腹满不实** 阴气闭塞，阳微不运故也。**面黄肌瘦** 真火衰则脾土无生机，土气发泄，欲外亡，故面黄，土衰则肌肉消，以脾主肌肉故也。**腹时痛时止** 阳衰则寒隔于中，阻其运行之机，邪正相拒，故时痛时止。**大便溏泄** 胃阳不足，脾湿太甚故也。**困倦嗜卧，少气懒言** 皆气弱之征。种种病情，不可枚举。惟有甘温固元一法，实治虚劳灵丹。

眉批： 知非氏曰：虚劳之人，五神无主，四大不收。夫五神者，五官之神也，五官不能自为用，其中有主之者，《仙经》曰"譬如弄傀儡，中有工机轴"是也。四大者，地、水、火、风也。毛发、爪指、皮肤者，地也；津、液、涎、沫者，水也；运转、运作者，风也；暖气者，火也。然此四大，全要元神、元气为主宰收摄。虚劳之人，元神昏散，视听混淆，是五神无主宰。元气耗散，举止疲惫，是四大不收摄。夫人身元阳为本，是生真气，真气聚而得安，真气弱而成病。虚劳者，真气耗散，元阳失走，迨至元阳尽，纯阴成，呜呼死矣。钦安指出大法，惟有甘温固元，是姜、附、草，不是参、芪、术，学者不可不知也。

昧者多作气血双补，有云大剂滋阴，有云专主清润，有云开郁行滞，不一而足，是皆杀人不转瞬者也。余非言大而矜，妄自争辩，实不得不辩也。

厥证

按：厥证一条，有阳厥、阴厥之别。

阳厥者何？由其外邪入内，合阳经热化，热极则阴生，阳伏于内，阴呈于外，故现四肢冰冷，或脉如丝，或无脉，其人虽外见纯阴，而口气必蒸手，小便必短赤，精力不衰。法宜清热下夺为主，如大小承气、调胃承气汤等是也。

阴厥者何？由其正气已虚，阴寒四起，阴盛阳微，闭塞经络，阳气不能达于四肢，故见四肢冰冷，其人目瞑倦卧，少气懒言。法宜回阳祛阴，如四逆汤、回阳饮之类，此阴阳生死攸关，不容不辨。

眉批：知非氏曰：阴证发厥，内伤已极，诸人能认，治多不谬。惟阳证发厥，热极成寒，仲景有厥证用白虎之条，人多不辨。钦安此论，两两对言，重在热厥一面，学者能认出热厥，评者之心亦慰矣。

谵语

按： 谵语一证，有阴阳之别，不可不知。

阳证之谵语，由其外邪伏热，热乘于心，浊火乱其神明，神明无所主，其人口中妄言，必见张目不眠、口臭气粗、身轻恶热、精神不衰。轻者可用导赤散加黄连，重者可用大小承气汤、三黄石膏汤。

阴证之谵语，由其正气已衰，阴邪顿起，神为阴气蔽塞，则神识不清。其人多闭目妄言、四肢无力、倦卧畏寒、身重汗出，即有欲饮冷水一二口者，其人无神，定当以回阳为准，切不可以为饮冷，而即以凉药投之，则害人多矣。须知积阴在内，生有微热，积阴一化，热自消亡，此处下手，便是高一着法。

余曾经验多人，不问发热、汗出、谵语、口渴饮冷，但见无神，便以大剂回阳饮治之，百治百生。

眉批： 知非氏曰：谵语本是神昏气沮，此论精当，治法绝妙，后言"不问其证"，决之早也；但见无神，眼之明也；便以大剂，手之快也；百治百生，效之必也。学者先要学此手眼。

女科门

按： 女科与男子稍有不同，以其质秉坤柔，具资生之德，而有经期、胎前、产后，病情与男子不同，其余皆同。诸书分辨详，实可择取。余于女科一门，亦稍有见解，因于闲暇，又从而直切畅言之，以补诸书未言之旨，恐见解不当，高明谅之。

眉批：知非氏曰：女子之病，多于男子，奈何多？多一病耳。虽曰五漏成体，一，两耳不须治，一，两乳不须治，一，经水则其要也。治之奈何？在知本，知本于太阴，无他谬巧矣。夫太阴者，月也。三五而盈，三五而缺。盈者，阴进，为阳，主长；缺者，阳退，为阴，主消。阳长阳消，以阳为运用。长者生之，徒升发不泄；消者死之，徒降下不留。月事以时下，一月一降，为不病之恒，降下无所苦，又不爽其期，谓曰月信。苟阳失健运，则坤中之阴精不藏，如先期而至，是月受日魂未足，阴中阳微，不得谓为有火，而用芩、连、知、柏；如后期而至，是日魂消阴未尽，阴中阳虚，阳虚阴亦无准，不得谓为有寒，而用四物、桂、附。淋漓不断者，少则非崩，崩者多而不止，皆由元阳先德不下，以致阴精流溢不守，不得仅以热论，色紫成块，色淡不鲜，同为阳气不足。将行腹痛，行后腹痛，均是阳虚气凝。至于处子、妇人经闭不通，皆由虚损，先宜扶阳，继须通利。通利之方，桃核承气汤，不遗余力。若姑息养奸，百日而劳瘵成，不可救药矣。非医之过而何？所有带证，处子、妇人皆多患此，不在经证之例，亦非带脉为病。非白淫，即寒湿，浊恶不堪，法宜升散，不宜燥爆，致烁阴精，皆治本之诀也。至于内伤、外感，亦能伤太阴而有以上诸疾，又当于六经求治，不可专于治本，细读仲景妇人热入血室诸条，触类而伸之，比类而参之，有形证，有理路，何患无治法乎？钦安分门别类，博学而详说之，妙在窥透阳不化阴之玄理，反复论辨，只重一"阳"字，握要以图，立法周密，压倒从世诸家，何况庸手？知非良深佩服。而胎前不言证，归于六经矣；产后不言法，尽于阴阳矣，知非亦可无言矣。

经水先期而至或十七八九日，二十四五日者是也

按：经水先期而来，诸书皆称虚中有热，为太过，为气之盈，多以四物汤加芩、连、阿胶之类治之，以为血中有热，热清而血不妄动，经自如常。余谓不尽属热，多有元气太虚，血稍存注，力不能载，故先期而下。其人定见面白无神，少气懒言，稍有劳动，心惕气喘，脉细而微，亦或浮空。此等法当温固元气为主，不得妄以芩连四物治之。果系可服芩连四物者，人必精神健旺，多暴怒，抑郁，言语、起居、动静一切有神，如此分处，用药庶不错误。

经水后期而至或三十七八日，四五十日，及两三月者是也

按：经水后期而至，诸书称为虚中有寒，为不及，为气之缩，多以桂、附之类加入四物汤治之，以为血中有寒，寒得温而散，血自流通，经即如常。余谓不尽属寒，其中多有暗泄处，不可不知。暗泄者何？其人或常自汗不止，或夜多盗汗，或常流鼻血，或偶吐血，或多泄水，或饮食减少。如此之人，切不可照常通经、赶经法施治，当审其病而调之。

如其人当经期将至，前四五日，常自汗出者，是气

机上浮而不下降，汗出即血出也。察其是卫阳不固者固之，如芪附汤、建中汤是也；察其系内有热伏，热蒸于外而汗出者，宜凉之，如益元散、生地四物之类治之。

若是盗汗，察其系阴盛隔阳于外，阳气不得潜藏，气机上浮，故盗汗出，法宜收纳，如封髓丹、潜阳丹之类；察其系血分有热，热蒸于外，盗汗亦作，法宜清润，如鸡子黄连汤之类。

若是鼻血、吐血，审是火旺，逼血外行，自有火形可征，法宜清凉，如桃仁、地黄、犀角汤之类；审是阳虚不能镇纳阴气，阴血上僭外越，自有阳虚病情可考，不得即为倒经，而妄用通经凉血止血之方，惟有扶阳抑阴，温中固土为准，如甘草干姜汤、潜阳、建中等汤。

若是时常泄水，饮食减少，多由元气下泄，阴血暗耗，法宜温中收固。况饮食减少，生化机微，天真之液不能如常流注，学者须知，切切不可见其经之后至，而即以通套等法施之。

其中尚有外感寒邪，闭束营卫气机，亦能使经期后至，可按六经提纲治之。更有经期将至，偶食生冷，或洗冷水，亦能使经期后至，须当细问明白，切不可粗心。

经来淋漓不断

按：经来淋漓不断一证，有元气太虚，统摄失职者；有因冲任伏热，迫血妄行者。

因元气太弱者，或由大吐、大泻伤中，或过服宣散克伐，或房劳忧思过度，种种不一，皆能如此。其人起居、动静、脉息、声音一切无神。法宜温固，如附子理中、黄芪建中、香砂六君之类。

因冲任伏热，热动于中，血不能藏，其人起居、动静、脉息、声音一切有神。法宜养阴清热，如黄连泻心汤、生地芩连汤之类。总要握其阴阳，方不误事。

经水来多而色紫成块

按：经水紫色成块一证，诸书皆称火化太过，热盛极矣。多以凉血汤及生地四物汤加芩、连之类，法实可从，其病形定是有余可征。若无有余足征，而人见昏迷、困倦嗜卧、少气懒言，神衰已极，又当以气虚血滞，阳不化阴，阴凝而色故紫，故成块。不得妄以清凉施之，法宜温固本元为主，如理中汤加香附、甘草干姜汤、建中汤之类，方不为害。

总之，众人皆云是火，我不敢即云是火，全在有神、无神处，仔细详情，判之自无差矣。

经水来少而色淡

按：经水少而色淡一证，诸书皆称血虚，统以四物加人参汤主之，以为血虚者宜补其血。

余谓此证，明是火化不足、阳衰之征。阳气健则化血赤，阳气微则化血淡；阳气盛则血自多，阳气衰则血自少，乃一定之理。法当扶阳以生血即天一生水的宗旨，何得专以四物人参汤一派甘寒之品乎？此皆后人不识阴阳盈虚之妙，故有如此之说也。余见当以黄芪建中汤、当归补血汤加附子，或甘草干姜汤合补血汤，如此治此，方不误事。

经水将行而腹痛

按：经水将行腹痛一证，诸书皆言血中有滞也，多用通滞汤及桃仁四物汤。

余思此二方，皆是着重血中有滞也。如果属热滞，此二方固可治之。苟因寒邪阻滞，以及误食生冷，又当以温中行滞为主，无专以此二方为是。如此分处治去，庶不至误事。

经水行后而腹痛

按：经水行后腹痛一证，诸书皆云虚中有滞也，统以八珍汤加香附治之，亦颇近理。

余思经后腹痛，必有所因，非外寒风冷之侵，必因内阳之弱，不概以气血两虚有滞为准，又当留心审察。如系外寒风冷，必有恶风畏寒、发热身痛，仍宜发散，如桂枝汤是也。若系内阳不足，则寒从内生，必有喜揉按、热熨之情，法宜温里，如附子理中加丁香、砂仁之类。

余常治经后腹痛，其人面白唇淡者，以甘草干姜汤加丁香、官桂治之，或以补血汤加安桂治之，必效。

妇人经闭不行或四五十日，或两三月者是也

按：闭经一证，关系最重，诊视探问，必须留心。如诊得六脉迟涩不利者，乃闭之征。若诊得六脉流利，往来搏指，妊娠之兆，切切不可直口说出。先要问明何人，看丈夫在家否？如丈夫在家，称云"敝内"，他先请问，方可言说是喜，不是经闭。设或言寡居，或方言丈夫出外，数载未归；设或言室女年已过大，尚未出阁。访问的确，审无痰饮证形痰疾脉亦多滑利，虽具喜脉，切切不可说出，但云经闭。如在三两月内，不妨于药中多加破血耗胎之品，使胎不成，亦可以曲全两家祖宗脸面，亦是阴德；即服药不效，而胎成者，是恶积之不可掩，而罪大之不可解也。倘一朝遇此，主家向医说明，又当暗地设法，曲为保全，不露圭角，其功更大。设或室女，于归期促，不得不从权以堕之，不堕则女子之终身无依，丑声扬，则两家之面目何存？舍此全彼，虽在罪例，情有可原。自古圣贤，无非在人情天理上，体会轻重而已。

余思经闭不行，亦各有所因。有因经行而偶洗冷水闭者，有因将行而偶食生冷闭者，有因将行而偶忿气闭者，有因素秉中气不足，生化太微而致者，有因偶感风

寒，闭塞而致者，不可不知。

因洗冷水而闭者，盖以经血之流动，全在得温以行，得寒而凝，理势然也。今得冷水以侵之，气机忽然闭塞，血液不流。法当温经，如麻黄附子细辛汤、阳旦汤，或补血汤加丁香、肉桂之类。

因食生冷而闭者，诚以天真之液如雾露之气，全赖中宫运转，血自流通。今为生冷停积中宫，闭其运转之机，血液故不得下降。法当温中，如理中汤加砂仁、丁香、肉桂，或甘草干姜汤加丁香、胡椒之类。

因忿气而闭者，盖以忿争则气多抑郁，抑郁则气滞而不舒，气不舒则血不流，故闭。法宜理气舒肝为主，如小柴胡汤加香附、川芎、麦芽之类。

因素秉不足，生化太微而致者，盖以不足之人，多病，多痰，多不食，或多泄泻，或多汗出，元气泄多蓄少，不能如常，应期而下。要知血注多，则下行之势易。血注少，则下行之势难。务宜看其何处病情为重，相其机而治之。或宜甘温，或宜辛温，或宜苦温，又当留意。

因外感风寒而闭者，按六经提纲治之，自然中肯。切不可一见经闭，即急于通经，专以四物加桃仁、红花、玄胡、香附、苏木、丑牛之类，胡乱瞎撞，为害非浅，学者宜知。

更有寡妇、室女经闭，要不出此，不过多一思交不遂，抑郁一层，终不外开郁行滞而已。

崩

按：崩证一条，有阳虚者，有阴虚者。

阳虚者何？或素秉不足，饮食不健；或经血不调，过服清凉；或偶感风寒，过于宣散；或纵欲无度，元气剥削。如此之人，定见起居动静、言语、脉息、面色一切无神。元气太虚，不能统摄，阴血暴下，故成血崩，实乃脱绝之征，非大甘大温不可挽救，如大剂回阳饮、甘草干姜汤之类。切切不可妄以凉血、止血之品施之。

因阴虚者何？夫阴之虚，由于火之旺，或忿怒而肝火频生，或焦思而心火顿起，或过饮醇醪，而胃火日炽。如此之人，精神、饮食、动静、起居一切有余，缘以火邪助之也。火动于中，血海沸腾，伤于阳络，则妄行于上；伤于阴络，则妄行于下。卒然暴注，若决江河。急宜凉血清热以止之，如十灰散、凉血汤之类。切切不可妄用辛温，要知此刻邪火动极，俟火一去，即宜甘温甘凉，以守之复之，又不可固执。须知道血下既多，元气即损，转瞬亦即是寒，不可不细心体会。

带

按：带证一条，诸书言"带脉伤，发为带疾"。《宝产》云带下有三十六疾。《汇参》有赤白带、室女带下、胎前带下之别。《女科仙方》又分为五带，是就五色而立五方，亦颇近理。余常用其方，多获效验。余思万病不出乎阴阳，各家纷纷议论，究竟旨归无据。后人不得不直记其方也。余细思阳证十居五六，即湿热下注是也；阴证十居六七，即下元无火是也。

湿热下注者何？或素喜辛燥、醇酒、椒姜，或素多忿怒、暴戾，或素多淫欲，摇动相火，合水谷之湿与脾之湿，流入下焦，时时下降，陆续不断，其形似带，故名之曰带。其人定多烦躁，精神、饮食不衰，脉必有神，其下之物多胶黏极臭者是也。法宜除湿清热为主，如葛根芩连汤，黄连泻心汤加茯苓、泽泻、滑石之类。

所谓下元无火者何？或素禀不足，而劳心太甚_{则损心阳}；或伤于食，而消导太过_{则损胃脾之阳}；或房事过度，而败精下流_{则损肾阳}。如此之人，定见头眩心惕、饮食减少、四肢无力，脉必两寸旺而两尺弱甚_{浮于上而不潜于下}，其下之物，必清淡而冷，不臭不黏。法宜大补元阳，收纳肾气，如潜阳丹加故纸、益智，回阳饮加茯苓、安桂，或桂苓术甘汤加附片、砂仁之类。

更有五色杂下，不必多求妙方，总以大温大甘收固元气为要。诸书所载，亦可择取。

求嗣约言

大凡中年无子之人，宜多积善功，夫妇好生保养节欲，果然精神安舒，百脉和畅。务于天癸至三日内，乘其子宫未闭，易于中鹄。当交媾际，夫妇二人彼此留神，勿将心放他去，如此施之，百发百中。切勿多蓄媵妾，以取败德丧身灭亡之祸。

眉批：知非氏曰：人之生也，性赋于天，命悬于地，各有善恶，因缘以成报施，知非存而不论。

妊娠

凡妇人经水不行，二三月内，腹中隐隐微微频动者，乃有喜之征。**眉批**：知非氏曰：稳。设或无频动者，可用验胎法以验之。验胎方：归、芎各三钱，为末，艾汤吞，吞后腹频动，有胎定无疑；若是腹不动，脉息细详求亦有四五月始动者。

妊娠产后诸疾约言

按：妊娠已确，固说着重安胎；产后已毕，固说着重补养。此皆举世相传至要之语。余谓胎前、产后不必执此，当以认证去病为主。**眉批**：知非氏曰：要。认证去病之要，外感仍按定六经提纲病情，内伤仍握定阴阳盈缩为准，如此方不见病治病了。至于胎前产后，一切病证，亦当留心，如《万氏女科》《女科仙方》《女科心法》《汇参女科》《济阴纲目》皆当熟玩，以广见识。

小儿诸疾约言

按：小儿初生，只要安静，审无胎中受寒，无胎中受热，切不可用药以戕之，以伐生生之气。今人每每小儿下地，多用银花、黄连、大黄、钩藤、甘草，取其清胎毒，小儿少生疮癣。此说似近有理，究竟皆是婆婆经。此说省城最重，不知山野乡村小儿下地，大人常无药服，何况小儿，难道皆生疮，皆死亡了？

但食乳之子，外感病多，饮食病少。设或有虚损病出，多半从母乳上来，审其阴阳之盈缩治之。食五谷之子，多半饮食，或是外感，按定病情治之。**眉批**：知非氏曰：好，抽掣条中业已详论，故不复赘。至于痘证，初发热，以调和营卫之气为主，桂枝汤是也；初现点，以升解发透、出透为主，升麻葛根汤是也；痘现齐，以养浆为主，理中汤是也；浆足疮熟，以收回为主，潜阳丹，封髓丹是也。此乃痘科首尾不易之法。至于坏证，如灰黑、平塌不起、空壳、无脓者，真元之气衰也，法宜回阳，白通汤、回阳饮是也；如紫红顶焦，烦躁口臭，气之有余，血之不足也，法宜清凉，如导赤散、凉血散、人参白虎、当归补血汤之类。

近来痘科，一见痘点，专以解毒、升散、清凉，如赤芍、生地、连翘、枳壳、银花、大力、黄芩、当归、麦冬、花粉、荆芥之类。不知痘证全在随机变换，当其初发热，气机勃勃向外，正宜应机而助之，以发透为妙。如以上药品，虽有升散，其中一派苦寒之品，每多阻滞向外气机，以致痘不透发，酿出许多证候，非痘之即能死人，实药杀之也。

余每于痘初现点，只用二三味轻清之品，多见奇功，如升麻一二钱，葛根一二钱，虫蜕五六个，甘草一钱。即吐亦当服之。所谓吐者何？毒邪已壅于阳明，吐则毒邪发泄于外，故以轻清之品助其升腾之机，使其出透。若加苦寒阻之，危亡之道也。司命者，当留意于此，方不误人。

外科约言

外科者，疮科谓也。凡疮之生，无论发于何部，统以阴阳两字判之为准。**眉批：**知非氏曰：妙。

阴证，其疮皮色如常，漫肿微疼，疮溃多半清水、清脓、黄水、血水、豆汁水、腥臭水。其人言语、声音、脉息、起居、动静一切无神，口必不渴，即渴定喜滚饮，舌必青滑，大小便必自利。此皆正本先虚，阳衰已极，不能化其阴滞，故凝而成疮。阴盛阳微，不能化阴血以成脓，故见以上病形。法宜辛甘化阳为主。化阳者，化阴气为阳气也，阴气化去，其正自复，脓自稠黏，疮自收敛而病即愈。初起无论现在何部，或以桂枝汤加香附、麦芽、附子，调和营卫之气。佐香附、麦芽者，取其行滞而消凝也；加附子者，取其温经而散寒也。或麻黄附子细辛汤、阳旦汤皆可。疮溃而脓不稠，可用黄芪建中汤、附子理中汤。阴最盛者，可用回阳饮、白通汤，或黄芪、甜酒炖七孔猪蹄，羊肉生姜汤之类，皆可酌用。

阳证，其疮红肿痛甚，寒热往来，人多烦躁，喜清凉而恶热，大便多坚实，小便多短赤，饮食精神如常，脉息有力，声音响亮，疮溃多稠脓。此等疮最易治，皆由邪火伏于其中，火旺则血伤。法宜苦甘化阴为主。化阴者，化阳气为阴气也，阳气化去，正气自复，疮自收敛而病自愈。初起无论发于何部，或以桂枝汤倍白芍，加香附、麦芽、栀子治之，或麻杏石甘汤，或人参败毒散加连翘、花粉之类。疮溃可用当归补血汤加银花、生地、白芍之类；或补中益气汤加生地、银花之类，皆可用也。

总之，阴阳理明，法自我立，药自我施，不无妙处也。

更有一等真阳暴脱之证，其来骤然，无论发于何部，其疮痛如刀劈，忽然红肿，其色虽红，多含青色，人必困倦无神，脉必浮大中空，或大如绳，或劲如石，其唇口舌必青黑。务在脉息、声音、颜色四处搜求，使能识此等证候，切勿专在疮上讲究。凡此等证，每多旦发夕死，惟急于回阳收纳，庶可十中救二三。若视为寻常之疮治之，则速其死矣，可不慎欤？

知非氏曰：钦安先生，性敏而巧，学博而优，运一缕灵思妙绪，贯诸名家之精义，不啻若自其口出，认证只分阴阳，活人直在反掌，高而不高，使人有门可入，可谓循循善诱矣。知非之评，乃一意孤行，空诸倚傍，恐词义多未精核，议论太涉放纵，然紫不能夺朱，郑不能乱雅，阅者谅之。

医法圆通 卷三

（清）郑寿全著

伤寒溯源解

仲景为医林之祖，著《伤寒》一书，以开渡世津梁，揭出三阳三阴，包含乾坤二气之妙，后贤始有步趋。无奈相沿日久，注家日多，纷纷聚讼，各逞己见，舍本逐末，已至于今。故读《伤寒》书者寡矣，亦并不知"伤寒"何所取义也。取注《伤寒》者，亦只是照原文敷衍几句，并未道及《伤寒》宗旨，与万病不出《伤寒》宗旨，教后人何由得入仲景之门？余特直解之。夫曰伤寒者，邪伤于寒水之经也。太阳为三阳三阴之首，居于寒水之地，其卦为坎阳为阴根。坎中一阳，**眉批**：考之即在六合之中，卷之即在坎中一点，以坎中一点示气在血中，皆喻言也。即人身立极真种子，至尊无二，故称之曰太阳，如天之日也。太阳从水中而出，子时一阳发动，真机运行，自下而上，自内而外，散水精之气于周身，无时无刻无息不运行也。故《经》云：膀胱者，州都之官，津液藏焉。"气化"二字乃《伤寒》书一部的真机。要知气化行于外，从皮肤毛窍而出水气_{水即阴，气即阳，外出是气上而水亦上也}。气化行于内，从溺管而出水气_{内出是水降而气亦降也}。外出者，轻清之气，如天之雾露也；内出者，重浊之气，如沟渠之流水也。

太阳之气化无乖，一切外邪无由得入。太阳之气化偶衰，无论何节、何候中，不正之气干之_{一年六气，即风、寒、暑、湿、燥、火。六气乃是正气，六气中不正之气，才是客气。六气，每气司六十日有零，一年中三百六十日，而一年之事毕，循环之理寓矣}，必先从毛窍而入，闭其太阳运行外出之气机，而太阳之经证即作，故曰伤寒。

今人只知冬月为伤寒，不知一年三百六十日，日日皆有伤寒，只要见得是太阳经证的面目，即是伤寒也。太阳为六经之首，初为外邪所侵，邪尚未盛，正未大衰，此际但能按定太阳经施治，邪可立去，正可立复。

因近来不按经施治，用药不当，邪不即去，正气日衰，邪气日盛，势必渐渐入内，故有传经不传腑，传腑不传经，二阳并病，三阳并病，两感为病，渐入厥阴，邪苟未罢，又复传至太阳。迁延日久，变证百出，邪盛正衰，酿成阴阳脱绝种种危候。

仲景立三百九十七法、一百一十三方，以匡其失而辅其正。邪在太阳经腑，则以太阳经腑之法治之；邪在阳明经腑，则以阳明经腑之法治之；邪在少阳经腑，则以少阳经腑之法治之；邪在太阴、少阴、厥阴，或从本化，或从中化，或从标化，按定标本中法治之。举伤寒，而万病已具；揭六经、明六气，而一年节候已赅。论客邪由外入内，**眉批**：客邪由外入内，以升散清解，不使入内为要。元气由内出外，以温固而收纳，不使外出为要。只此两法，诚为度世金针。剥尽元气，能令人死。步步立法，扶危为安，似与内伤无涉。不知外邪入内，剥削元气，乃是六经。七情由内而戕，剥削元气，毋乃非六经乎？不过外邪之感，有传经之分；七情之伤，无经腑之变。由外入内固有提纲，由内出外，亦有考据。不过未一一指陈，未明明道破，总在学者深思而自得之。

余谓一元真气即太阳。太阳进一步不同，又进一步不同；退一步不同，退两步又不同。移步换形，移步更名，其中许多旨归。外感、内伤皆本此一元有损耳。最可鄙者，今人云仲景之方是为冬月伤寒立法，并非为内伤与杂证立法。试问内伤失血肺痿，有服甘草干姜汤而愈者否？呕吐、泄泻，有服理中汤而愈者否？抑郁肝气不舒，两胁胀痛，有服小柴胡汤而愈者否？夜梦遗精，有服桂枝龙牡汤而愈者否？肾脏不温，水泛为痰，有服真武汤而愈者否？寒湿腰痛，有服麻黄附子细辛汤而愈者否？少气懒言，困倦嗜卧，咳嗽潮热，有服建中汤而愈者否？温病初起，有服麻杏石甘汤、鸡子黄连汤、四逆汤而愈者否？痢证，有服白头翁汤、桃花汤而愈者否？腹痛、吐泻、霍乱，有服理中汤、吴茱萸汤而愈者否？妇人经期、妊娠，有服桂枝汤而愈者否？痘证初起，有服桂枝汤、升麻葛根汤而愈者否？老人大便艰涩，有服麻仁丸而愈者否？阳虚大便下血，有服四逆汤而愈者否？阴虚大便脓血，有服鸡子黄连汤而愈者否？今人不体贴，只记时行几个通套方子，某病用某方倍其味，某病用某方减某味，如此而已。究其阴阳至理，全然莫晓，六经变化，罕有得知，愈趋愈下，不堪问矣。

附：七绝一首

伤寒二字立津梁，六气循环妙理藏。

不是长沙留一线，而今焉有作医郎。

问曰：冬伤于寒，春必病温，其故何也？

夫曰：冬伤于寒者，伤于太阳寒水之气也。冬令乃阳气潜藏，正天一生水之际。少年无知，不能节欲。**眉批：**节欲二字，不专指房劳，兼一切耗神耗气之事。耗散元精元精即天一，元精一耗冬不藏精也，不能化生真水，即不能克制燥金之气，故当春之际，温病立作二月属卯、卯酉阳明，燥金主事。苟能封固严密指冬能藏精者，元精即能化生真水，而燥金自不敢横行无忌，春即不病温矣。此刻辛温固本之药，未可遽施，当从二日传经之法治之，未为不可。虽然如此，又当细求，而清凉之品亦不可妄用。病人虽现大热、口渴饮冷、谵语，又当于脉息、声音之有神无神，**眉批**：无神非温，有神乃是。饮冷之多寡，大便之实与不实，小便之利与不利。有神者，可与麻杏石甘汤；无神者，可用回阳收纳之法治之，庶不致误人性命也。

辨温约言

今人于春令偶感外邪，发热、身疼、口渴饮冷、汗出、谵语、便闭、恶热等情，举世皆云温病，动用达原饮、三消饮、升解散、三黄石膏、大小承气、普济消毒散，种种方法。余思此等施治，皆是治客邪由太阳而趋至阳明，**眉批**：客邪二字，春为风客，夏为火客，长夏为湿客，按定六气节候可矣。伏而不传，渐入阳明之里，以此等法治之，实属妥贴。切切不可言温，但言风邪伤了太阳，由太阳趋至阳明。风为阳邪，合阳明之燥热，化为一团热邪，热盛则伤阴，故现气实、脉实、身轻、气粗，只宜清凉、滋阴、攻下等法。至于温病，乃冬不藏精，根本先坏，这点元气随木气发泄，病情近似外感，粗工不察，治以发散清凉，十个九死。

余业斯道三十余年，今始认得病情形状与用药治法，一并叙陈。病人初得病，便觉头昏，周身无力，发热而身不痛，口不渴，昏昏欲睡，舌上无苔，满口津液，而舌上青光隐隐；即或口渴，而却喜滚；即或饮冷，而竟一二口；即或谵语，而人安静闭目；即或欲行走如狂，其身轻飘无力；即或二便不利，倦卧，不言不语；即或汗出，而声低息短；即或面红，而口气温和；六脉洪大，究竟无力；即或目赤咽干，全不饮冷，大便不实，小便自利。即服清凉，即服攻下，即服升解，热总不退，神总不清，只宜回阳收纳，方能有济。余经验多人，一见便知，重者非十余剂不效，轻者一二剂可了。惜乎世多畏姜、附，而信任不笃。独不思前贤云"甘温能除大热"，即是为元气外越立法，即是为温病立法。

今人不分阴阳病情相似处理会，一见发热，便云外感，便用升解；一见发热不退，便用清凉、滋阴、攻下；一见二便不利，便去通利。把人治死，尚不觉悟，亦由其学识之未到也。

兹再将阴虚、阳虚病情录数十条，以与将来。

辨认邪盛热炽血伤病情

干呕不止

病人二三日，发热不退，脉息、声音一切有神，干呕不止者，此热壅于阳明也。法宜解肌清热。

张目谵语

病人四五日，发热恶热，烦躁不宁，张目不眠，时而妄言，脉健者，此热邪气盛，气主上升，故张目不眠，谵语频临，属邪热乘心，而神昏也。法宜清热。热清而正复，张目谵语自已。若瞑目谵语，脉空无神，又当回阳，不可养阴。

口渴饮冷不止

病人六七日，发热不退，脉洪有力，饮冷不止者，此邪热太甚，伤及津液也。法宜灭火存阴为主。

大汗如雨

病人或六七日，发热汗出如雨，脉大有力，口臭气粗，声音洪亮，口渴饮冷，此乃热蒸于内，胃火旺极也。法宜急清肌热。此有余之候，并非久病亡阳可比。

舌苔干黄，烦躁不宁

病人或七八日，发热不退，舌苔干黄，烦躁不宁，脉健身轻，肠胃已实。此胃火太甚，津液将枯，急宜滋阴攻下为主。

狂叫不避亲疏

病人或八九日，发热不退，气粗身轻，脉健，狂叫，目无亲疏，弃衣奔走。此邪火旺极，乱其神明，神无所主也。急宜清凉攻下，灭去邪火，不可迟延。

二便不利

病人或七八日，发热恶热，烦躁不宁，口渴饮冷，脉健，身轻，二便不利。此邪热伤阴，血液不能滋润沟渠，通体皆是一团邪火。急宜攻下，不可迟延。

鼻如煤烟

病人或八九日，发热不退，烦躁饮冷，胸满不食，口臭气粗，忽现鼻如煤烟。此由邪火旺极，炎熏于上也。急宜攻下。

肛门似烙

病人或十余日，发热不退，脉健气粗，烦躁不宁，饮水不已，自觉肛门似烙。此邪热下攻于大肠，真阴有立亡之势。急宜攻下，不可因循姑惜。

小便涓滴作痛

病人或八九日，发热恶热，烦渴饮冷，舌黄而芒刺满口，脉健身轻，小便涓滴痛者，此邪热下趋小肠，结于膀胱也。急宜清热利水。

食入即吐

病人发热恶热，口臭气粗，脉健，食入即吐者，此是邪热伏于胃口，阻其下行之机，热主上升，此刻邪热为祟，升多降少，故食入即吐。急宜攻其邪火，邪火一灭，食自能下矣。

昏沉不省人事

病人或八九日，身热不退，气粗舌干，小便短赤，大便极黄而溏，或清水、血水，脉健有力，或脉细如丝，或四肢厥逆，人虽昏沉，其口气极蒸手，舌根必红活，即舌黑起刺。此是邪热入里，伏于其内。急宜攻下清里，切不可妄用辛温。

日晡发热饮冷，妄言鬼神

病人或八九日，十余日，外邪未解，入于里分，身虽发热，日晡更甚，饮冷不已，妄言鬼神。此是热甚伤血，神昏无主。急宜养血滋阴，并非阴火上腾、元气外越可比。

呃逆不止

病人或八九日，发热不退，口渴转增，饮水不辍，忽见呃逆连声。此由邪热隔中，阻其交通之气机也。法宜攻下。

鼻血如注

病人发热烦躁，二便不利，口臭气粗，忽见鼻血如注，发热更甚者。此由邪火太甚，逼血妄行也。法宜清热攻下，苟血出而热退便通，又是解病佳兆。

斑疹频发

病人发热不退，烦躁不宁，饮冷气粗，脉健神健，忽发现斑疹，此邪热尽越于外，解病之兆，急宜随机而升解之。

干咳无痰，吐涎胶黏

病人七八日，发热不退，或热已退，舌上干粗，脉健声洪，烦渴饮冷，人时恍惚，干咳不已，吐涎胶黏。此乃火旺津枯，热逼于肺，宜润燥、清金、泻火为要。

喉痛厥逆

病人或八九日，发热不退，或不身热，脉健身轻，口气极热，小便短赤，神气衰减，肌肤干粗，忽见喉痛厥逆。此邪入厥阴，热深厥深，上攻而为喉痹是也。急宜清润、泻火、养阴为主。

脓血下行不止

病人或八九日，身热不退，或身不热，时而烦渴，时而厥逆，烦躁不宁。此厥阴邪热，下攻于肠也。法宜清火养阴为主。

皮毛干粗

病人或七八日，发热不退，或身不热，心烦气衰，小便短而咽中干，忽见皮肤干粗，毛发枯槁。此邪火伤阴，血液失运。急宜泻火养阴为主。

筋挛拘急

病人或七八日，或十余日，发热不退，或不身热，烦渴咽干，小便短赤，恶热喜冷，忽然四肢拘急不仁。此由邪火伤阴，血液不荣于筋，故见拘急。法宜滋阴泻火为主。

阴囊如斗

病人或十余日，身热未退，或不身热，脉健身轻，心烦口渴，声音洪亮，忽见阴囊红肿，其大如斗，疼痛异常。此热邪下攻宗筋，宗筋之脉，贯于阴囊。急宜泻火、养阴、滋肝为主。

周身红块

病人身热脉健，烦躁不宁，忽现周身红块，痛痒异常。此是邪热壅于肌肉也。宜解肌、清热、泻火为主。

身冷如冰， 形如死人

病人八九日，初发热，口渴饮冷，二便不利，烦躁谵语，忽见身冷如冰，形如死人。此是热极内伏，阳气不达于外，证似纯阴。此刻审治，不可粗心，当于气口中求之，二便处求之。余经验多人，口气虽微，极其蒸手，舌根红而不青，小便短赤。急宜攻下，不可因循姑惜，切切不可妄用姜、附。

头面肿痛

病人二三日，头面肿痛，此邪热壅于三阳也。急宜宣散清热为主。

以上数十条，略言其概，其中尚有许多火证情形。有当用甘寒养阴法者，有当用苦寒攻下存阴法者，有当用清凉滋阴法者，有当用利水育阴法者，有当用润燥救阴法者，有当用甘温回阳救阴法者。种种不一，全在临时变通。总之，正气生人，邪气死人。用养阴等法，皆为阳证邪火立说，而非为阴气上腾之阴火立说。当知阳证邪火，其人脉息、声音一切有神。若阴气上腾之阴火，脉息、起居一切无神，阴象全具。此乃认证关键，不可不知。

辨认阴盛阳衰及阳脱病情

头痛如劈

素禀阳虚之人，身无他苦，忽然头痛如劈，多见唇青、爪甲青黑，或气上喘，或脉浮空，或劲如石。此阳竭于上，急宜回阳收纳，十中可救四五。

目痛如裂

察非外感，非邪火上攻，或脉象与上条同，病情有一二同者，急宜回阳。若滋阴解散则死。

耳痒欲死

审无口苦咽干、寒热往来，即非肝胆为病。此是肾气上腾，欲从耳脱也，必有阴象足征，急宜回阳收纳。

印堂如镜

久病虚极之人，忽然印堂光明如镜，此是阳竭于上，旦夕死亡之征。若不忍而救之，急宜大剂回阳收纳，光敛而饮食渐加，过七日而精神更健者，即有生机，否则未敢遽许。

唇赤如朱

久病虚极之人，无邪火可征，忽见唇赤如朱。此真阳从唇而脱，旦夕死亡之征。急服回阳，十中可救二三。

两颧发赤

久病与素秉不足之人，两颧发赤。此真元竭于上也。急宜回阳收纳，误治则死。

鼻涕如注

久病虚极之人，忽然鼻涕如注。此元气将脱，旦夕死亡之征。急宜回阳收纳，或救一二。

口张气出

久病虚极之人，忽见口张气出。此元气将绝，旦夕死亡之征。法在不治。若欲救之，急宜回阳收纳，以尽人事。

眼胞下陷

久病之人，忽见眼胞下陷。此五脏元气竭于下也，旦夕即死，法在不治。若欲救之，急宜大剂回阳，十中或可救一二。

白眼轮青

久病虚损之人，忽见白睛青而人无神。此真阳衰极，死亡之征。急宜回阳，十中可救五六。

目肿如桃

久病与素秉不足之人，忽见目肿如桃，满身纯阴，并无一点邪火风热可验。此是元气从目脱出，急宜回阳收纳，可保无虞。

目常直视

久病虚极之人，忽见目常直视。此真气将绝，不能运动，法在死例。若欲救之，急宜回阳，或可十中救一二。

目光如华

久病与素秉不足之人，目前常见五彩光华。此五脏精气外越，阳气不藏，亦在死例。急宜回阳收纳，十中可救五六。

面色光彩

久病虚损之人，忽见面色鲜艳，如无病之人，此是真阳已竭于上，且夕死亡之容。若欲救之，急宜回阳，光敛而神稍健，过七日不变者，方有生机，否则不救。

面如枯骨

久病虚极之人，忽见面如枯骨。此真元已绝，精气全无，且夕死亡之征。可预为办理后事。急服回阳，十中或可救得一二。

面赤如朱 面赤如瘀、面白如纸、面黑如煤、面青如枯草

久病虚极之人，并无邪火足征，忽见面赤如朱者，此真阳已竭于上也。法在不治，惟回阳一法，或可十中救一二。更有如瘀、如纸、如煤、如枯草之类，皆在死例，不可勉强施治。

齿牙血出

素秉阳虚之人，并无邪火足征，阴象全具，忽见满口齿牙血出。此是肾中之阳虚，不能统摄血液，阴血外溢，只有扶阳收纳一法最妥。若以滋阴之六味地黄汤治之，是速其危也。

牙肿如茄

凡牙肿之人，察其非胃火风热，各部有阴象足征。此是元气浮于上而不潜藏，急宜回阳收纳封固为要。若以养阴清火治之，是速其亡也。

耳肿不痛

凡耳肿之人，其皮色必定如常，即或微红，多含青色，各部定有阴象足征，急宜大剂回阳。切勿谓肝胆风热，照常法外感治之，是速其死也。

喉痛饮滚

凡喉痛饮滚之人，必非风热上攻，定见脉息、声音一切无神，阴象毕露，急宜回阳之药冷服以救之，其效甚速。此是阳浮于上，不安其宅，今得同气之物以引之，必返其舍。若照风热法治之，是速其危矣。

咳嗽不已

久病与素秉不足之人，或过服清凉发散之人，忽然咳嗽异常，无时休息，阴象全具。此是阴邪上干清道，元阳有从肺脱之势。急宜回阳祛阴，阳旺阴消，咳嗽自止。切不可仍照滋阴与通套治咳嗽之上方治之。若畏而不回阳，是自寻其死也。

气喘唇青

久病与素秉不足之人，忽见气喘唇青，乃是元气上浮，脱绝之征，法在难治。急宜回阳降逆收纳。俟气喘不作，唇色转红，方有生机。苟信任不专，听之而已。

心痛欲死

凡忽然心痛欲死之人，或面赤，或唇青，察定阴阳，不可苟且。如心痛、面赤、饮冷稍安一刻者，此是邪热犯于心也，急宜清火；若面赤而饮滚，兼见唇舌青光，此是寒邪犯于心也，急宜扶阳。

腹痛欲绝

凡腹痛欲死之人，细察各部情形，如唇舌青黑，此是阴寒凝滞，阳不运行也，急宜回阳。如舌黄气粗、二便不利、周身冰冷，此是热邪内攻，闭其清道，急宜宣散通滞，如今之万应灵通丸，又名兑金丸，又名灵宝如意丸，又名川督普济丸，又名玉枢万灵丹。一半吹鼻，一半服，立刻见效，不可不知也。

肠鸣泻泄

凡久病与素秉不足之人，有肠鸣如雷、泄泻不止者，此乃命门火衰，脏寒之极，急宜大剂回阳，若以利水之药治之，必不见效。余曾经验多人。

大便下血

凡久病与素秉不足之人，忽然大便下血不止，此是下焦无火，不能统摄，有下脱之势。急宜大剂回阳，如附子理中、回阳饮之类。

小便下血

此条与上"大便下血"同。余曾经验多人，皆是重在回阳，其妙莫测，由其无邪热足征也。

精滴不已

大凡好色之人与素秉不足之人，精常自出，此是元阳大耗，封锁不密。急宜大剂回阳，交通水火为主。余尝以白通汤治此病，百发百中。

午后面赤

凡午后面赤，或发烧，举世皆谓阴虚，不知久病与素秉不足之人，阳气日衰，不能镇纳其阴，阴邪日盛，上浮于外；况午后正阴盛时，阳气欲下潜藏于阴中，而阴盛不纳，逼阳于外，元气升多降少，故或现面赤，或现夜烧。此皆阴盛之候。若按阴虚治之，其病必剧。余常以回阳收纳、交通上下之法治之，百发百中。

身痒欲死

久病与素秉不足之人，身忽痒极，或通身发红点，形似风疹，其实非风疹。风疹之为病，必不痒极欲死，多见发热、身疼、恶寒、恶风。若久病、素秉不足之人，其来者骤，多不发热身疼，即或大热，而小便必清，口渴饮滚，各部必有阴象足征，脉亦有浮空、劲急如绳可据。此病急宜大剂回阳收纳为要。若作风疹治之，速其亡也。

大汗如雨

久病与素秉不足之人，忽然大汗如雨，此亡阳之候也。然亦有非亡阳者。夫大汗如雨，骤然而出，片刻即汗止者，此非亡阳，乃阴邪从窍而出，则为解病之兆。若其人气息奄奄，旋出而身冷者，真亡阳也，法则不治。若欲救之，亦只回阳一法。然阳明热极，热蒸于外，亦有大汗如雨一条，须有阳证病情足征。此则阴象全具，一一可考。

大汗呃逆

久病与素秉不足之人，与过服克伐清凉之人，忽然大汗呃逆，此阳亡于外，脾肾之气绝于内，旦夕死亡之征也，急宜回阳降逆。服药后，如汗止，呃逆不作，即有生机。若仍用时派止汗之麻黄根、浮小麦，止呃之丁香、柿蒂，未有不立见其死者也。

身热无神

久病与素秉不足之人，或偶劳心，忽见身大热而不疼，并无所苦，只是人困无神，不渴不食。此是元气发外，宜回阳收纳，一剂可愈。若以为发热，即照外感之法治之，是速其危也，世多不识。

吐血身热

凡吐血之人，多属气衰，不能摄血。吐则气机向外，元气亦与之向外，故身热，急宜回阳收纳为主。切不可见吐血而即谓之火，以凉剂施之。

大吐身热

《经》云：吐则亡阳。吐属太阴，大吐之人，多缘中宫或寒或热，或食阻滞。若既吐已，而见周身大热，并无三阳表证足征。此属脾胃之元气发外，急宜收纳中宫元气为主。切不可仍照藿香正气散之法治之。余于此证，每以甘草干姜汤加砂仁，十治十效。

大泄身热

久病与素秉不足之人，忽然大泄，渐而身大热者，此属阳脱之候。大热者，阳竭于上；大泄者，阴脱于下。急宜温中收纳为主。切不可一见身热，便云外感；一见大泄，便云饮食。若用解表、消导、利水，其祸立至，不可不知。

午后身热

《经》云：阴虚生内热。是指邪气旺而血衰，并非专指午后、夜间发热为阴虚也。今人全不在阴阳至理处探取盈缩消息，一见午后、夜间发热，便云阴虚，便云滋水。推其意，以为午后属阴，即为阴虚，就不知午后、夜间正阴盛之时，并非阴虚之候。即有发热，多属阴盛隔阳于外，阳气不得潜藏，阳浮于外，故见身热。何也？人身真气从子时一阳发动，历丑、寅、卯、辰、巳，阳气旺极；至午、未、申、酉、戌、亥，阳衰而下潜藏。今为阴隔拒，不得下降，故多发热。此乃阴阳盛衰，元气出入消息，不可不知也。

余于此证，无论夜间、午后烧热，或面赤，或唇赤、脉空、饮滚、无神，即以白通汤治之，屡治屡效。

皮毛出血

久病与素秉不足之人，忽见皮毛出血，此乃卫外之阳不足，急宜回阳收纳，不可迟延。

阴囊缩入

久病与素秉不足之人，忽然囊缩、腹痛，此厥阴阴寒太甚，阳气虚极也，急宜回阳。或用艾火烧丹田，或脐中；或以胡椒末棉裹塞脐中，用有力人口气吹入腹中，囊出痛止，亦是救急妙法。

两脚大烧

久病与素秉不足之人，或夜卧，或午后两脚大烧，欲踏石上，人困无神。此元气发腾，有亡阳之势，急宜回阳收纳为主。切不可妄云阴虚，而用滋阴之药。

两手肿热

凡素秉不足之人，忽然两手肿大如盂，微痛微红，夜间、午后便烧热难忍。此阴盛逼阳，从手脱也，急宜回阳收纳为主。

两乳忽肿

凡素秉不足之人，忽然两乳肿大，皮色如常，此是元气从两乳脱出，切勿当作疮治，当以回阳收纳为主。

疮口不敛

凡疮口久而不敛，多属元气大伤，不能化毒生肌，只宜大剂回阳。阳回气旺，其毒自消，其口自敛。切忌养阴清凉，见疮治疮。

痘疮平塌

凡痘疮平塌，总原无火，只宜大剂回阳，切不可兼用滋阴。

肛脱不收

凡素秉不足之人，或因大泄，或因过痢，以致肛脱不收。此是下元无火，不能收束，法宜回阳，收纳肾气。或灸百会穴，亦是良法。

小便不止

久病与素秉不足之人，忽见小便日数十次，每来清长而多。此是下元无火也，急宜回阳，收纳肾气，切不可妄行利水。

腹痛即泄

久病与素秉不足之人，多有小腹一痛，立即泄泻，或溏粪、清白粪，日十余次。此属下焦火衰，阴寒气滞，急宜回阳。切不可专以理气分利为事。

身疼无热

久病与素秉不足之人，忽见身疼，而却不发热者，是里有寒也，法宜温里。但服温里之药，多有见大热身疼甚者，此是阴邪溃散，即愈之征，切不可妄用清凉以止之。

身热无疼

久病与素秉不足之人，与服克伐宣散太过之人，忽见身热，而却无痛苦，并见各部阴象足征。此是阳越于外也，急宜回阳收纳，不可妄用滋阴、升散。

身冷内热

久病与素秉不足之人，身外冷而觉内热难当，欲得清凉方快。清凉入口，却又不受，舌青滑而人无神，二便自利。此是阴气发潮，切不可妄用滋阴清凉之品，急宜大剂回阳，阳回则阴潮自灭。若果系时疫外冷内热之候，其人必烦躁，口渴饮冷，二便不利，人必有神，又当攻下，回阳则危。

身热内冷

久病之人，忽见身大热而内冷亦甚，叠褥数重。此是阳越于外，寒隔于内，急宜回阳，阳气复藏，外自不热，内自不冷。切不可认作表邪，若与之解表，则元气立亡。此等证多无外感足征，即或有太阳表证，仍宜大剂回阳药中加桂、麻几分，即可无虞。

身重畏冷

久病与素秉不足之人，忽见身重畏冷者，此是阴盛而阳微也，急宜回阳。

身强不用

久病与素秉不足之人，与过服克伐宣散之人，忽然身强不用。此是真阳衰极，阳气不充，君令不行，阴气旺甚，阻滞经脉。宜大剂回阳，阳旺阴消，正气复充，君令复行，其病自已。世人不识，多以中风目之，其用多以祛风，每每酿成坏证，不可不知也。

脚轻头重

久病与素秉不足之人，人忽见脚轻头重。此是阴乘于上，阳衰于内也。急宜回阳，收纳真气，阳旺阴消，头重不作，便是生机。

脚麻身软

久病与素秉不足之人，多有脚麻身软者。此是阳气虚甚，不能充周，急宜甘温扶阳。阳气充足，其病自已。

气喘脉劲

久病之人，忽见气喘脉劲，此阳竭于上，旦夕死亡之候，急急回阳，十中可救一二。但非至亲，切切不可主方，即主方亦必须批明，以免生怨。切不可见脉劲而云火大，便去滋阴降火。

吐血脉大

凡吐血之人，忽见脉来洪大。此阳竭于上，危亡之候也。今人动云"吐血属火，脉大属火"，皆是认不明阴阳之过也。

眉批：人能知得血是水，气是火，便知得滋阴之误，姜、附之效也。

虚劳脉动

凡虚损已极之人，脉象只宜沉细。若见洪大细数，或弦，或紧，或劲，或如击石，或如粗绳，或如雀啄、釜沸，皆死亡之候，切切不可出方。果系至亲至友，情迫不已，只宜大甘大温以扶之。苟能脉气和平，即有生机。切切不可妄用滋阴，要知虚损之人多属气虚，所现证形多有近似阴虚，其实非阴虚也。

余尝见虚损之人，每每少气懒言，身重嗜卧，潮热而口不渴，饮食减少，起居动静，一切无神，明明阳虚，并未见一分火旺阴虚的面目。

近阅市习，一见此等病情，每称为阴虚，所用药品，多半甘寒养阴。并未见几个胆大用辛温者，故一成虚劳，十个九死。非死于病，实死于药；非死于药，实死于医。皆由医家不明阴阳至理，病家深畏辛温，故罕有几个得生，真大憾也。

以上数十条，揭出元气离根、阳虚将脱危候，情状虽异，病源则一。学者苟能细心体会，胸中即有定据，一见便知，用药自不错乱。虽不能十救十全，亦不致误人性命。但病有万端，亦非数十条可尽，学者即在这点元气上探求盈虚出入消息，虽千万病情，亦不能出其范围。余更一言奉告，夫人身三百六十骨节，节节皆有神，节节皆有鬼。神者，阳之灵，气之主也此言节节，皆正气布护；鬼者，阴之灵，血之主也此言节节，皆真阴布护，故前贤云"鬼神塞满宇宙"，宇宙指天地，指人身也。无论何节出现鬼象即阴邪也，即以神治之神，阳也，火也，气也。以阳治阴，即益火之源，以消阴翳，即扶南泻北之意，即补火治水义。用药即桂、附、姜、砂一派是也。无论何节现出邪神为殃言邪神者，明非即正气之盛，指邪气之盛，邪气即邪火也。乾坤以正气充塞，正气不能害人，邪气始能害人，故曰邪神，又可以鬼伏之鬼，阴也，血也，水也；邪神，邪火也。鬼伏神，即以水治火，滋阴降火。用药即三黄石膏、大小承气一派是也。今人动云滋阴降火，皆是为邪火伤阴立说，并未有真正阴虚。即谓阴虚，皆阳虚也。何则？阴阳本是一气，不可分也。故《经》云：气旺则血旺，气衰则血衰；气升则血升，气降则血降；气在则血在，气亡则血亡。明得此理，便知天一生水之旨归，甘温、辛温回阳之妙谛。学者不必他处猜想，即于鬼神一语，领会通身阴阳，用药从阴、从阳法度，认得邪正关键，识得诸家错误，便可超人上乘，臻于神化。

辨脉切要

浮脉主风、洪脉主火、实脉主热、数脉主热、紧脉主寒、滑脉主痰、沉脉属阴、迟脉属寒、细脉不足、微脉不足、虚脉不足、弱脉不足。

以上脉象，诸书言：浮主风也，洪与实、数、紧、滑主火、主热、主寒、主痰也。余谓浮脉未可遽为风，洪、大、实、数、紧、滑未可遽概为火、为热、为寒、为痰也。沉、迟、细、微与虚、弱，亦未可遽概为阴、为寒、为不足、为虚损也。要知外感脉浮，而病现头疼身痛、发热恶风、自汗、鼻筑流清，始可以言风也。若内伤已久，元气将脱之候，脉象亦浮，犹得以风言之乎？洪、大、实、数之脉，而病现发热恶热、烦躁、口渴饮冷、谵语、口臭气粗、二便闭塞之类，始可以言火、言热也。若内伤已久，元气将脱之候，脉象有极洪、极长、极实、极数、极劲之类，又尚得以时行火热证言之乎？紧寒、滑痰之脉，而病现身疼、发热畏寒，与吐痰不休之类，始可言寒邪、痰湿也。若内伤已久，元气将脱之候，脉象亦有极紧、极滑之形，又尚得以寒痰目之乎？沉、迟、细、微、虚、弱之脉，而病现面白唇青、少气懒言、困倦嗜卧之类，乃可以言不足、言虚寒、言阴阳两伤。若外邪深入，协火而动，闭其清道，热伏于中，阳气不达于四末，四肢冰冷，惟口气蒸手，小便短赤而痛，此为阳极似阴，又尚得以气血虚损言之乎？

总之，脉无定体，认证为要，阴阳内外，辨察宜清。虽二十八脉之详分，亦不过资顾问已耳。学者苟能识得此中变化，便不为脉所囿矣。

切脉金针

夫脉者，气与血浑而为一者也。其要在寸口百脉皆会于此。其妙在散于周身，随邪之浅深、脏腑之盛衰、人性之刚柔、身体之长短、肌肉之肥瘦、老幼男女之不同，变化万端。其纲在浮、沉、迟、数，其妙在有神、无神即有力、无力也。有神无神者，即盈缩机关，内外秘诀。他如浮、洪、长、大、数、实，皆为盈、为有余之候。果病情相符，则为脉与病合，当从有余立法施治。如脉虽具以上等象，而病现不足已极，则为脉不合病，当舍脉从病，急宜扶其不足，培其本源，切勿惑于浮风、洪火之说。若按浮风、洪火治法，则为害非浅。沉、迟、细、微、虚、弱皆为缩，为不足。果病情相符，则为脉与病合，当照不足立法施治；如脉虽具以上等象，而病现有余已极，又当舍脉从病，切勿惑于沉、迟、细、微为虚损。若按虚损治法，则为祸不浅。余恒曰：一盈一缩，即阴阳旨归，万病绳墨。切脉知此，便易认证，庶不为脉所围矣。

相舌切要

舌上白苔

病人虽舌现白苔，并未见头疼身痛、发热恶寒、恶热等情，切不可认为表证，认为瘟证。当于脉息、声音、起居、动静、有神无神处探求病情，自有着落，切切不可猛浪。如果有表证足征，始可照解表法施治。

舌上黄苔

病人虽舌现黄苔，无论干黄色、润黄色、老黄色、黑黄色，并未见口渴饮冷、烦躁、恶热、便闭等情，切不可便谓火旺热极，当于"阳虚，真气不上升"处理会，病情上理会，治法即在其中。如果见便闭、口臭气粗、身轻恶热、心烦饮冷、精神有余等情，便当攻下，不可迟延。

舌上黑苔

病人虽舌现黑苔，无论干黑色、青黑色、润黑色，虽现阴象，切不可即作阴证施治。如其人烦躁、口渴饮冷、恶热身轻、气粗口臭、二便闭结，即当攻下，不可迟延；如其人安静懒言、困倦、不渴不食、二便自利，即当回阳，不可迟延。

舌上红黑色　舌上润白苔　舌根独黄色　舌上白黄色

舌上黄芒刺　舌尖独青色　舌上黑黄色　舌上黑芒刺

舌根独黑色　舌上青黄色　舌上白芒刺　舌尖惨红色

舌上粉白苔　舌上青红色　舌心独黄色　舌上干白苔

舌上淡黄色　舌边独白色　舌裂而开瓣　舌如猪腰色

舌之分辨，实属繁冗，亦难尽举。姑无论其舌之青、黄、赤、白、黑、干、润、燥裂、芒刺满口、红白相间、黄黑相兼，统以阴阳两字尽之矣。是阴证，则有阴象足征；是阳证，则有阳证可凭。识得此旨，则不专以舌论矣。诸书纷纷论舌，言某舌当某药，某舌当某方，皆是刻舟求剑之流，不可为法。学者务于平日，先将阴阳病情，真真假假，熟悉胸中，自然一见便知，亦是认证要着。

万病一气说

病有万端，发于一元。一元者，二气浑为一气者也。一气盈缩，病即生焉。有余即火，不足即寒。他如脉来洪大，气之盈也；脉来数实，脉来浮滑，气之盈也，间亦不足脉来洪、大、数、实、浮、滑，乃邪实火盛，此为有余。久病暴脱，亦有此脉象，不可不知。脉来迟细，气之缩也；脉来短小，脉来虚弱，气之缩也，间亦有余脉来迟、细、短、小、虚、弱，皆为不足。若温病热极脉伏，亦有此脉，不可不知。脉来劈石，脉来鱼尾，脉来雀啄，脉来釜沸，脉来掉尾，脉来散乱，气之绝也。

推之，面色如朱，气盈之验，亦有缩者素平面赤，不作病看。新病面赤、恶热，则为邪实火旺，久病无神，虚极之人而面赤，则为阳竭于上，脱绝之候。色如鸡冠者吉，色如瘀血者死。面青有神，气盈之验，亦有缩者素平面青有神，不作病看。有病而始面青，则为肝病。有神主肝旺、无神主肝虚。色如翠羽者吉，色如枯草者凶。面白有神，气盈之验，亦有缩者素平面白，不作病看。有病而始见面白者，方以病论。白而有神，肺气尚旺；白而无神，肺虚之征。白如猪膏者吉，色如枯骨者危。面黄有神，气盈之验，亦有缩者素平面黄，不作病看。有病而始面黄，方以病论。黄而有神，胃气之盛；黄而无神，气弱之征。黄而鲜明者吉，黄如尘埃色者凶。面黑有神，气盈之验，亦有缩者素平面黑，不作病看。有病而始面黑，方以病论。黑而有神，肾气尚旺；黑而无神，肾气衰弱。黑如乌羽者吉，色如炭煤者危。此论五色之盛衰，其中尚有生克。额属心，而黑气可畏。鼻属土，而青色堪惊。颏下黄而水病，腮左白而肝伤，腮右赤兮火灼，唇上黑兮水泆。气色之变化多端，明暗之机关可据。

至若审音察理，五音细详_{五音指宫、商、角、徵、羽，以应人身五脏也}。声如洪钟，指邪火之旺极_{素平音洪，不作病看。有病而始见声洪，则为邪实火旺，法宜泻火为主}；语柔而细，属正气之大伤_{素平声细，不作病看。有病而始见声低息短，则为不足}；忽笑忽歌，心脾之邪热已现_{笑主心旺，歌主脾旺}；或狂或叫，阳明之气实方张_{狂叫乃胃热极}；瞑目而言语重重，曰神曰鬼_{瞑目而妄言鬼神，是正气虚极，神不守舍也}；张目而呼骂叨叨，最烈最横_{肝火与心胃邪旺，其势有不可扑灭}。

曰饮食，曰起居，也须考证。食健力健，言气之盈；食少力少，本气之缩。饮冷饮滚兮，阴阳之形踪已判；好动好卧兮，虚实之病机毕陈。

至于身体，更宜详辨。肌肉丰隆，定见胃气之旺；形瘦如柴，已知正气之微。皮肤干润，判乎吉凶；毛发脱落，知其正败。

要知风气为殃，春温之名已播；火气作祟，暑热之号已生；湿气时行，霍乱之病偏多；燥气行秋，疟痢之病不少；又乃冬布严寒，伤寒名著。一年节令，病气之变化无穷；六气循环，各令之机关可据。六气即是六经，六经仍是一经；五行分为五气，五气仍是一气。揭太阳以言气之始，论厥阴以言气之终，昼夜循环，周而复始。病也者，病此气也周身骨节、经络，皆是后天有形之质，全赖一气贯注。虽各处发病形势不同，总在一气之中。神为气之宰，气伤则神不安，故曰病。气也者，周身躯壳之大用也身中无气则无神，故曰死。用药以治病，实以治气也。气之旺者宜平正气不易旺，惟邪气易旺，须当细分，气之衰者宜助衰有邪衰、正衰之别，当知，气之升者宜降泻其亢盛，气之陷者宜举，气之滞者宜行，气之郁者宜解，气之脱者宜固，气之散者宜敛。知其气之平，知其气之变，用药不失宜，匡救不失道，医之事毕矣。

胎元图

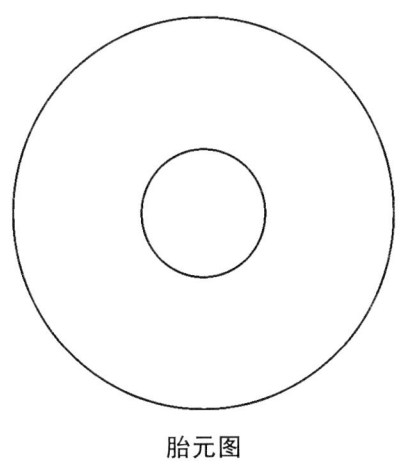

胎元图

胎元图说

今以一大圈，喻人一身之真气，中有一小圈，喻人身受胎之始基。始基之谓，胎元之消息也，称为祖气，号曰先天。先天，即父母精血中一点真气。**眉批**：阳精阴血，各具真气，故曰真气寓于凡精凡血之中。二气浑为一气，一气中含五气五气，即青、黄、赤、白、黑，秉天也；五气即金、木、水、火、土，秉地也；在人即心、肝、脾、肺、肾。《经》云"二五之精，妙合而凝"是也。五气发生万物阴阳配合，迭相运用，化生五脏六腑、百脉经络。天地所有，人身皆具。然未生以前，五行在乾坤之中；既生以后，乾坤即在五行之内。五气生万物，一物一太极，一物一阴阳。阳之用从昼，阴之用从夜，此坎离之功用所由分，而万物之功用所由出。由一而万理攸分，由万而一元合聚，故曰"一粒粟藏大千世界"，即此之谓也孟子云"万物皆备于我"，皆是由明善复初，以知得个中这一点机关，这一点胎元消息也。其中这一点真消息，逐日运行，无刻休息。子时发动，由下而中而上阳根于阴，故由下而发上，由上而中而下阴根于阳，故由上而趋下，此阴阳互为其根，一元之消息也，循环不已。然由下而中而上，三阳已分下中上为三部，阳主上升，一气分为三部，即太阳、阳明、少阳也。由上而中而下，三阴已定上中下为三部，阴主下降，阳从背面，阴从腹面。三阴即太阴、少阴、厥阴是也。合之二三如六，故曰六步而成位。六爻之义于此分，六气六经之所由判，亦无非这一点胎元，流行充周之所化育也。

仲景知得六步之精义，移步换形，移步更名，变化万端，不出范围。余初业斯道，即闻诸师云"万病不出六经，不出阴阳"，终不了了。冥心之余，忽得此胎元消息，始识师言之不谬，仲景之骨髓如见矣。

用药须知

外感风寒忌收纳也

凡一切外邪初入，切不可攻下，攻下则引邪入里，变证百出；切不可妄用温固收纳，收纳为关门捉贼，延祸匪轻；切不可妄用滋阴，滋阴则留恋阴邪，病根难除。只宜按定六经提纲病情施治，庶不误人。

内伤虚损忌发散也

凡内伤之人，多半咳嗽，由清阳不升，浊阴不降，闭塞清道而成，只宜辛甘化阳之品，荡去阴邪，清升浊降，咳嗽自已。昧者不识，称为陈寒入肺，纯用一派搜寒宣散之品，每每酿成脱证。不知病既内伤，正虚无疑，而更用此宣散，则一线之正气，又为大伤，岂能久延时刻，而不脱绝者乎？

凡内伤之人，多半胸满、不食、痰多，由中宫气衰，转输失职，阴邪痰水堵塞胸中，只宜温中醒脾助正，胸满、痰水自去也。昧者不察，多用一派推荡破滞之品，每每酿成腹胀不治之病，不可不知。

凡内伤之人，多有身热而却不疼，虽然内热而口不渴。如此等病情，近似外感，近似火证，只宜回阳收纳。收纳则阳不外越，而身热自已；阳回则镇纳阴邪，而阴潮不作诸书称内热由阴虚，不知阳衰而阴鬼立出，即昼夜亦可知也。昧者不识，一见发热，称为外感，便以发散投之，必危；一见内热，称为阴虚，滋阴降火，必殆。

阳虚吐血忌滋阴也

凡吐血之人，由正气已衰，中宫不运，阴邪僭居阳位，久久积聚，阳无力以施运行之权，阳无力以申乾刚之令，一触即发，血所以出也。只宜甘温扶阳，以申其正气，正气日申，阴血自降，一定之理。昧者不察，一见吐血，便以滋阴止血之品，希图速效，究意酿成死证。含糊有年，真憾事也。

阴虚吐血忌温补也

凡阴虚吐血之人，多半精神有余，火伏于中，逼血妄行。吐后人不困倦，此乃有余之候，百中仅见一二。只宜清凉，平其有余。若照阳虚吐血治之必殆，不可不知。

阳虚一切病证忌滋阴也

凡阳虚之人，多属气衰血盛，无论发何疾病，多缘阴邪为殃，切不可再滋其阴。若更滋其阴，则阴愈盛而阳愈消，每每酿出真阳外越之候，不可不知。

阴虚一切病证忌温补也

凡阴虚之人，多属气盛血衰，无论何部发病，多缘火邪为殃，切不可再扶其阳。若扶其阳，则阳愈旺而阴愈消，每每酿出亢龙有悔之候，不可不知。

病有宜汗者

太阳病，发热、身疼、自汗、恶风者，当发汗。

太阳病，外证未解，脉浮弱者，当微发汗。

太阳病，表证未罢，发汗未过，脉浮数者，仍可发汗。

阳明病，脉迟、汗出多、微恶寒者，表未解也，可发汗。

太阴病，脉浮者，可发汗。

太阴病，汗后不解，仍发热，脉浮者，当复汗之。

伤寒发汗本无体，随邪之浅深，本气之盛衰，有大发汗、复发汗、微发汗，更有和解，亦得汗而解，温经亦得汗而解，回阳亦得汗而解，不可不知。

病有不宜汗者

仲景云：阳盛阴虚，下之则愈，汗之则死。

发热、身疼、脉浮紧者，当发汗。假令尺脉迟弱者，不可发汗，以营弱血少故也。

咽燥喉痹者，不可发汗，津液现已伤也。

咳而小便利，若失小便者，不可发汗，下元虚也。

下利，虽有表证，不可发汗，发汗则水湿必散于周身，而成浮肿胀满。

淋家不可发汗，发汗则津液内亡，客热更增。

衄血、亡血家，不可发汗，以其血液虚也。

疮家不可发汗，发汗则痉。表虚热盛故生疮，汗之则表愈虚而热愈炽，热则伤血，热则生风，故变为痉。

少阴病，脉沉细数。沉为在里，不可发汗。

大便素难便者，不可发汗，发汗则谵语，以其血液既少，而复夺之，表虚里实，故谵语。

汗家不可重发汗，发汗则心神恍惚，盖以汗为血液也。心液大耗，神无所主，故见恍惚。

虚人发热，无身疼者，不可发汗，发汗则阳亡。盖以发热乃阳越于外，收之唯恐不及，今误汗之，阳必亡。

血气欲绝，手足厥冷，引衣蜷卧，不可发汗，发汗则殆。

厥证脉紧，不可发汗，汗则声绝、咽嘶、舌萎。要知阳厥宜下，即热深厥深是也；阴厥宜回阳，即四逆汤法之也。

脉弦细、头痛、发热者，属少阳，宜和解，不宜发汗，发汗则变证百出。

太阳与少阳并病，头项强痛，或眩冒，时加结胸，心下痞硬者，不可发汗。

风温证不可发汗，汗之则热盛，汗则血伤也。

湿温证不可发汗，汗之卫阳虚，津液竭，热必盛也。

虚烦证不可发汗，汗之则心血虚，而烦愈盛也。

午后热，不可发汗，汗之则阳亡。

久病阳虚、阴虚，一切诸证，不可擅发汗。

病有宜吐者

病如桂枝证，头不疼，项不强，寸脉微浮，胸中痞硬，气上冲咽喉，不得息者，此为有寒一云内有久痰，宜吐之。

病人胸中莞莞而痛，不能食，欲使人按之，而反有涎唾，下利日十余行，其脉反迟，寸口微滑。此宜吐之，吐之则利止。

少阴病，饮食入口即吐，心下温温欲吐，复不能吐者，宜吐之。

宿食在上脘者，当吐之。

病手足逆冷，脉乍结，以客气在胸中，心下满而烦，欲食不能，病在胸中，当吐之。

凡病在膈上，脉大、胸满、多痰者，食在胃口，脉滑者，俱宜吐之。

病有不宜吐者

脉虚、脉微者，不可吐。

太阳病，干呕、呕逆者，不可吐，吐之则伤胃。

四肢厥逆者，不可吐。

膈上有寒饮、干呕者，不宜吐，当温之。

凡中、下二部之病，切不可吐，吐则为逆。

病有宜下者

发汗不解，腹满痛者，急下之。

下利，三部脉皆平，按之心下硬者，急下之。

下利，脉迟滑者，内实也，利未欲止，当下之。

脉滑而数者，有宿食也，宜下之。

寸脉浮大，按之反涩，尺中亦微而涩，知有宿食也，宜下之。

下利，不欲食者，以有宿食故也，当下之。

下利，见谵语者，有燥屎也，宜下之。

下利瘥，至其年月日时复发者，病不尽故也，当下之。

伤寒六七日，目中不了了，睛不合，无表里证，大便难，身微热者，此为实也，急下之。

阳明病，发热、汗出多者，急下之。

二阳并病，太阳证罢，但发潮热，手足漐漐汗出，大便难而谵语者，下之则愈。

少阴病，得之二三日，口燥咽干者，急下之。此邪未深入，便作口燥，肾水将干，宜急下之，以救欲绝之水也。

少阴证六七日，腹胀、不大便者，急下之。此少阴邪热入胃府也，土胜则水干，宜急下以救肾水。

少阴病，自利清水，色纯青，心中必痛，口中燥者，急下之。青为肝色，肝邪乘肾，故下利；阳邪上攻，故口燥。此亦少阴传阳明腑证也。

厥阴证，舌卷囊缩，宜急下之。此证有寒极而缩者，宜温。此由阳明之热陷入厥阴，阳明主润宗筋，宗筋为热所攻，弗荣而急引舌、睾丸，故舌卷囊缩。此为热极，故宜急下以存阴也。

须知胃为五脏之大源，凡胃受热，处处皆可传及。总之，土燥则水易亏，故阳明与厥阴皆有急下法。证虽不同，其入腑之理则一也。

病有不宜下者

仲景云：阴盛阳虚，汗之则愈，下之则死。

太阳病，外证未解者，不可下，下之则引邪入里也。脉浮大者，不可下，浮大为在表也。

恶寒者，不可下，邪尚在表也。

呕多，虽有阳明证，不可下，邪在上焦也。

阳明病，不能食，攻其热必哕，胃中虚冷故也。

阳明病，应发汗，反下之，则为大逆。

太阳阳明合病，喘而胸满，不可下，宜麻黄汤。寒散肺清，胃邪亦自散也。

脉细数者，不可下。细数为血虚有热，下之，热邪入里，恐亡阴。

恶水者，不可下，下之则内冷，不嗜食，完谷出。

头痛、目黄者，不可下，邪在上也。

阳微者，不可下，下之痞硬，阴盛而阳不宣也。

寒厥者，不可下，下之则死。

腹胀可按而减者，不可下，里虚而邪未实也。

咽中秘塞者，不可下，邪在上也。

阳明病，面赤，心下虽微满，不可下，邪未实也。

腹中上下左右有动气者，不可下。

结胸证，脉浮大者，不可下，邪在表也。

脏结无阳证，舌上苔滑，安静不渴者，不可下。

大便硬，小便数者，不可下，乃脾约丸证也。

阳明病，自汗出，若发汗小便自利者，不可下。此为津液内竭，虽硬不可攻，宜蜜煎导之。

凡病之当汗与不当汗，当吐与不当吐，当下与不当下，浅深各有定据，不得胡行妄为。务宜详察病情，诊视脉象有神无神，声音微厉，饮热饮冷，喜按畏按，各处搜求，自然有下手处也。

服药须知

大凡阳虚阴盛之人，满身纯阴，虽现一切证形，如气喘气短，痰多咳嗽，不食嗜卧，面白唇青，午后、夜间发热，咽痛，腹痛泄泻，无故目赤牙疼，腰痛膝冷，足软手弱，声低息微，脉时大时劲，或浮或空，或沉或细，种种不一。皆宜扶阳，驱逐阴邪，阳旺阴消，邪尽正复，方可予扶阳之品。

但初服辛温，有胸中烦躁者，有昏死一二时者，有鼻血出者，有满口起泡者，有喉干痛、目赤者。此是阳药运行，阴邪化去，从上窍而出也。以不思冷水吃为准，即吃一二口冷水，皆无妨。服辛温四五剂，或七八剂，忽咳嗽痰多，日夜不辍。此是肺胃之阴邪，从上出也，切不可清润。服辛温十余剂后，忽然周身、面目浮肿，或发现斑点，痛痒异常，或汗出，此是阳药运行，阴邪化去，从毛窍而出也，以饮食渐加为准。服辛温十余剂，或二十余剂，或腹痛泄泻。此是阳药运行，阴邪化去，从下窍而出也。但人必困倦数日，饮食懒餐，三五日自已。其中尚有辛温回阳，而周身反见大痛大热者，阴陷于内，得阳运而外解也，半日即愈。

凡服此等热药，总要服至周身、腹中发热难安时，然后与以一剂滋阴。此乃全身阴邪化去，真阳已复，即与以一剂滋阴之品，以敛其所复之阳，阳得阴敛，而阳有所依，自然互根相济，而体健身轻矣。虽然邪之情形，万变莫测。以上所论，不过略陈大意耳，学者须知。

医法圆通 卷四

(清)郑寿全著

失血破疑说

今人一见失血诸证，莫不称为火旺也；称为火旺，治之莫不用寒凉以泻火。举世宗之而不疑，群医信之而不察。所以一得失血证，群皆畏死，由其一经失血，死者甚多。不知非死于病，实死于泻火之凉药耳。然则凉药其可废乎？非即谓凉药之可废，但失血之人，正气实者少也正气一衰，阴邪上逆，十居八九；邪火所致，十仅一二，不可不慎。

余有见于今之失血家，群皆喜服清凉而恶辛温，每每致死，岂不痛惜！余故为当服辛温者，决其从违焉。不观天之日月，犹人身之气血乎？昼则日行于上，而月伏于下；夜则月行于上，而日伏于下。人身气血同然。失血之人，血行于上，而气伏不升可知。欲求血之伏于下，是必待气之升于上，气升于上，血犹有不伏者乎？知得此中消息，则辛温扶阳之药，实为治血之药也。

又可怪者，人人身中本此气血二物，气为阳，法天，火也；血为阴，法地，水也。故曰：人非水火不生活水火二字，指先天先地真气，非凡世之水火也。愚夫愚妇，固说不知，而读书明理之士，亦岂不晓？明知血之为水，水既旺极而上逆，何得更以滋水之品助之？此其中亦有故，故者何？惑于血色之红也。不知血从火里化生出来，经火锻炼，故有色赤之象。岂得以色红，而即谓之火，即宜服凉药乎？此处便是错误关头。毒流有年，牢不可破，余不惮烦，又从而言之，愿与后之来者作一臂力焉。幸甚！

附：七绝二首

吐血都传止血方，生军六味作主张。甘寒一派称良法，并未逢人用附姜姜、附，阳也；血，阴也。以阳治阴，即益火之源，以消阴翳。

血水如潮本阳亏，阳衰阴盛敢僭为阴盛，即君弱臣强、夫弱妻强的章本。人若识得升降意阳主升，阴主降，乃是定理。今阴升而阳不升，更以阴药助之，阴愈升而阳愈降，不死何待，宜苦宜辛二法持宜苦者十仅一二，宜辛者十居八九。

"益火之源，以消阴翳"辨解

前贤云"益火之源，以消阴翳"，阳八味是也。此方此语相传已久，市医莫不奉为准绳，未有几个窥透破绽，余不能无疑也。疑者何？疑方药之不与命名相符。既云"益火之源，以消阴翳"，必是在扶助坎中一点真气上说，真气一衰，群阴四起，故曰阴翳。真气一旺，阴邪即灭，故曰益火。方中桂、附二物，力能扶坎中真阳，用此便合圣经。何得又用熟地、枣皮之滋阴**眉批：**阴邪既盛，就不该用此，丹皮之泻火益火而反泻火，实属不通，山药、茯苓、泽泻之甘淡养阴则利水乎？推其意也，以为桂、附之辛热属火，降少升多，不能直趋于下，故借此熟地、枣皮沉重收敛之品，**眉批：**孰知五味下喉，其气味立刻周遍，呼吸立刻上下交通，何待此药？而使其趋下；又以丹皮之苦寒助之，更以苓、泽利水，使阴邪由下而出。似为有理。独不思仲景治少阴病，四肢厥逆、腹痛囊缩、爪黑唇青、大汗淋漓，满身全是阴翳，何不重用此熟地、枣皮、丹皮、苓、泽之品，而独重用姜、附、草三味起死回生，其功迅速？由此观之，仲景之白通、四逆，实"益火之源，以消阴翳"者也。若此方而云益火消阴，断乎不可。余非固为好辩，此是淆乱圣经之言，毒流已久，祸延已深，不得不急为剪除也。

"壮水之主，以制阳光"辨解

前贤云"壮水之主，以制阳光"，六味丸是也。此方、此说相传有年，举世宗之而不疑，群医用之而不辨，余不能无说也。窃思此方，必是为邪火伤阴立说，并不是言坎中阳旺立说。今人动云阴虚火旺，阴虚便说是肾水虚通身血水皆属肾，言肾虚亦可，火旺便说是肾火旺通身之气皆本肾中一点真火生来，即云肾火旺亦可。但有邪正，不可混淆，统以六味丸治之，其蒙蔽有年矣，余特辨而明之。阴者，水也；阳者，火也。水火互为其根，合而为一，不可分为二也。**眉批：**阴阳，一气耳。岂有阳虚而阴不虚，阴虚而阳不虚者乎？千古疑团，一语道破。仲景一生全在邪正上论偏盛，今人在一气上论偏盛，相隔天渊，源头错乱。今得此说，方知前人之错误不少。水从火里生来，故曰天一生水先天真气，号曰真火、真气，即真金所化。阳旺一分指真气，阴即旺一分指真阴；阳衰一分，阴即衰一分。试问阴虚火旺何来？所谓制阳光者，明是教人泻邪火也。邪火始能伤阴，真火实能生阴，此邪正关键，用药攸分区处，岂堪混淆莫辨？要知邪火窃发，无论在于何处，皆能伤血，即以三黄、白虎、承气与此六味丸，按定轻重治之，皆是的对妙法。今人不明阴阳一气，不明邪正机关，专以此方滋肾中之元阴，泻肾中之元阳，实属不通。

申明"阴盛扶阳，阳盛扶阴"的确宗旨

万古一阴阳耳。阴盛者，扶阳为急；阳盛者，扶阴为先。此二语实治病金针、救生宝筏，惜乎人之不得其要耳。今人动以"水火"二字喻天平，水火不可偏盛，偏盛则为病。余谓不然。人自乾坤立命以来，二气合为一气，充塞周身、上下四旁，毫无偏倚。火盛则水盛此火指真火，水指真阴。言火盛、水盛者，即五六月之雨水可知，火衰则水衰即十冬月雨水可知。此正气自然之道，不作病论，亦无待于扶。所谓偏盛者何？偏于阴者宜扶阳，是言阴邪之盛，不是言肾中之真阴偏盛也；偏于阳者宜扶阴，是言邪火之盛，不是言肾中之真阳偏盛也。前贤立阳八味、六味丸，以言治元阴、元阳之方。此说一倡，俱言真阴、真阳之果有偏盛也。此语害世非浅。今人又不读圣经，无怪乎六味、八味之盛行，而承气、四逆之莫讲也。

邪正论

凡天地之道，有阴即有阳，有盈即有虚，有真即有伪，有邪即有正。试问邪正之道若何？邪也者，阴阳中不正之气也。**眉批**：不正之气，四时皆有，六经分为六气。不正之气流行于中，故曰六客。不正之气，伤于物则物病，

伤于人则人病。治之调之，皆有其道。欲得其道，必明其正。正也者，阴阳太和之气也。**眉批**：太和者，真阴真阳浑然一气，氤氲化育之消息也。太和之气，弥纶六合，万物皆荣。人身太和充溢，百体安舒；太和之气有亏，鬼魅丛生，灾异迭见，诸疾蜂起矣。

天地之大，生化消长，不能全其太和；人生逐利逐名，亦不能全其固有。正日衰，则邪日盛。欲复其正，必治其邪。邪有阴邪客邪在脏，或在里之谓也，阳邪之名言客邪在表、在腑之谓也，正有外伤言六节之客邪，由外入内也，内伤之别言七情之客邪，由内而出外也。

眉批：风、寒、暑、湿、燥、火六气，乃是六经的本气，六气中不正之气，方是客气。邪正原有分别，无奈今人含含糊糊而不察也。

正自外伤，邪自外入卫外之正气衰，外来之客邪作；正自内伤，邪自内出或劳神损心阳，饮食伤脾阳，房劳损肾阳，皆是内伤根柢。从阴从阳，邪之变化无方邪由外入，或从风化，从燥化，从热化，从湿化，从寒化，随邪变迁，原无定向。内伤不然，或损于脾，或损于胃，或损于肝，或损于心，或损于肾，病情有定向，用药有攸分；曰脏，曰腑，邪之居处各异邪居气分、表分，呼为阳邪。阳，火也。阳旺极，则凡血伤，凡血伤，则真阴真气亦与之俱伤，皆能令人死。仲景立白虎、承气，早已为阳邪备法也。邪居血分、里分，呼为阴邪。

阴，水也。阴旺极，则凡气伤。凡气伤，则真阳真阴亦与之俱伤，皆能令人死。仲景立白通、四逆，早已为阴邪备法矣。今人以偏盛归于元阴元阳，是不知邪正之有区分。虽医书万种，其立方立言，是祛邪扶正。知祛邪扶正，则知偏盛属客邪之盛衰，非元阴元阳之自能偏盛也。仲景垂方，本祛邪以辅正；六经画界，诚调燮之旨归。有余言气分之邪旺、不足言血分之阴邪旺，而正衰也，阳旺是正衰，阳不足亦是正衰，都是邪踪；阳阴偏盛，俱非正体真阴真阳，原无偏盛之理。元阴元阳，今人知偏盛有兹世人知水火之有偏盛，而不知是客邪伤正之为偏盛也；同盛同衰，一元之旨归不谬二气浑为一气，不可分为二道看，故同盛同衰，一定不易。

论天道，则日月有盈虚；论人身，则秉赋有强弱。究竟循环盛衰之理，不作病看。举世藉为口实，真乃功力未深。兹特反复推详，愿后之来者相参砥砺，恐未道根柢处，尚祈再加润色。

客问参芪归地辩论

客有疑而问曰：余观先生之方，鲜用参、芪、归、地。夫参、芪、归、地，补气补血之药也，先生何用之罕欤？

曰：大哉，问也！子以参、芪、归、地为补药，余谓仲景一百一十三方皆补药也，岂仅参、芪、归、地已哉？何子之不察耶？

曰：先生欺余哉！余亦尝观《本草》矣，知麻黄、桂枝，主发散也；泽泻、猪苓，主利水也；柴胡、黄芩，主和解也；甘草、干姜，主温中也；附子、吴萸，主回阳也；黄连、阿胶，主养阴也。各方各品，各有功用。先生皆谓之补药，毋乃欺人太甚耶？

曰：子以余为欺子也，余实非欺子也。请少坐，余实告子。夫人身受生以来，本父母真气，浑合化育，成象成形，五官百骸具备，全赖这一团真气充周。真气无伤，外邪不入，内邪不作，何待于药？可待于补？况这团真气，也非草木灵根所能补得出来。医圣仲景立方立法，揭出三阳三阴，是明真气充周运行之道。如邪伤太阳，则以太阳之方治之，太阳邪去，则太阳之气复。邪伤阳明、少阳及三阴，即从阳明、少阳、三阴之方治之，邪立去则正立复。正复神安，其病立去，即是平人。余故曰：一百一十三方皆补药也。以此而推，余欺子乎？余未欺子乎？

曰：诚如先生所言，则参、芪、归、地可以无用也。

曰：亦何可废哉？如白虎汤，则人参可用矣；建中汤，则黄芪可用矣；四逆散，则当归可用矣；炙甘草汤，则地黄可用矣。仲景亦何常弃而不用？独可怪者，众人谓人参补气。夫气，阳也，火也。何仲景不用参于四逆汤内以回阳，而却用参于白虎汤内以泻火？岂有阳明邪火正盛，人参又是补火，兹胡不更助其火，而反泻其火乎？究其由来，皆是惑于李时珍之《本草》有"能回元气于无何有之乡"。**眉批**：细查李时珍云"人参能回元气于无何有之乡"，这一句话不为无理，当是为亢龙有悔、真阴将尽之际说法，与仲景用人参白虎汤之意混合。今人不识此语，而于阳虚阴盛之人，一概用之，以冀回阳，百治百死。景岳不明此语，而曰"阳虚倍人参，阴虚倍熟地"。后世宗之，成为定论，究意贻害千古，诸公察之，切不可为之惑。况《神农本草经》皆云人参补五脏，是五脏属阴，人参补阴，其非补阳也，明甚！此话一出，参即盛行，一切调和之药，皆不究也。如无人参，以高丽参代之，高丽参来路远，而价又且贵。虚劳之人，有参在家，便有几分足恃，谁知竟不可恃也。全不思仲景为医林之孔子，所立之方，所垂之法，所用之药，专意在祛邪以辅正，不闻邪去之后，另有补药。此皆后人之不明，姑惜己身之太过，日月积累，酿出别证，以致死证，以致死亡，尚不觉悟，良可哀也。

今与诸公约，病无论乎男女、老幼，药无论乎平常、奇异、价贵、价廉，只求先生认得阴阳，用得恰当，则尽善矣，何必多求？

分脾肾为先后二天解

圣经云：知所先后，则近道矣。**眉批**：圣人以大道示人，欲人知明善复初，故曰"知所先后，则近道矣"。先者何？人身立命之祖气也祖气，即父母真气浑而为一者也，性命由此立。后者何？人身血肉躯壳也凡世上一切有形之质，皆属后天，不独人身，故道家称为臭皮囊。今人以肾为先天，脾为后天，此二语举世宗之，传为定论。余窃谓不然。夫人自乾坤颠倒化育以来先天即乾坤，乾破为离，坤孕为坎，故曰"颠倒乾坤化作身"，即此，先天纯粹之精，升于人身，浑然一气是言父精母血中之真气，合而为一，即太极真体，先天祖气根源。今人不知此中消息，妄以两肾形似太极，即以肾为先天，此是混淆圣经之言，理应急正。但先天真气化生真水，灌溉周身，肾配水脏，虽说有理，究竟不是腰中两肾之谓。**眉批**：肾配水皆是喻言。流行六合六合，即周身上下四旁也，即三阳三阴旨归也。一气充周，无方不在，故曰"水无一脏不润，火无一脏不烧"。水何常独在两肾？况两肾有形有质，皆先天所生，如何说他是先天？知其要者，便知得此身无处非先天，亦无处非后天，先与后又浑然一太极也，包罗三界三界，即天、地、水，上元、中元、下元是也。人身分为三焦，上焦、中焦、下焦是也，发育万物万物皆一气所生，根于呼吸呼则为辟，阳之用也；吸则为阖，阴之用也。故《易》曰：

阖户为之坤，辟户为之乾。混元破体，水火即在此区分。世人欲复先天一元之真气，即在此处下手可也，毋他求，号曰宥密这一点真窍，乃真气立极之所，万物发育之处，古圣每每秘而不宣，故称之曰宥密。又曰元门，又曰天根、月窟，又曰黄庭、黄中，更喻无数名目，人能知此，接命延年，先天也。先天一气，造成五官百骸，后天也，先天一气即寓于中。先天为体先有这一团真气，而后始有人身，后天为用先天无为、无臭、无声，后天有为、有形、有质，不易定理。先天立命自二五凝聚，人之性命已立，后天成形，形合乎命，命合乎形，神宰乎中，性命乃成。合之则生真气与躯壳合一也，散之则亡真气亡于躯壳之外也。脾呼后天，今人所云今人不知周身躯壳，皆属后天，而独曰脾为后天。推斯意也，以为人之奉生而不死者，以其赖有饮食也。饮食下喉一刻，即入胃脾，人七日不食则死，故以脾胃为后天。试问：饮食入脾，是自己能化汁以养生，还是要真气运动，不要真气运动？真气运动，还是只养脾胃，还是能养周身？知运动所养在周身，可知后天非仅在脾胃也。余故曰：先天立命，后天成形，形命合一，先后称名。**眉批**：先天先地，二物浑为一气，无多无少，不倚不偏，故曰中。立极在中，《易》曰：黄中通理。又曰：美在其中。《书》曰：允执厥中。以脾为中，借喻也。即以八卦方位论之，坤艮为戊己土，一在西南角，一在东北角。而又曰：中五寄坤，特虚位耳。谁知错误，不足为凭天之功用，全在于地。地生万物，故曰土为万物之母。人身躯壳，包藏百脉、脏

卷四

腑、经络、骨节，不易乎地，故曰脾为后天。是脾也，余以为"皮"字之皮，非"脾"字之脾也。惟此皮乃能包藏万象，统束气血。若"脾"字之脾，乃仅一脏也，何能包藏万有。或曰是脾也，古人配之中央，取其运化精微而灌溉四旁，不得谓"脾"字全非。余曰：人之运动，全在先天一团真气鼓动耳。饮食虽入于脾胃，非真气鼓动不能腐热水谷。真气鼓动，则一切饮食立刻消溶，脏腑一身立刻俱受其泽，又何尝是脾之功乎？观于朝食暮吐之病，是赖脾乎？是赖气乎？古人无非借物寓理，借象著名。今人不识一气浑合躯壳之道，先后互赖之理，认脾为宗，其谬已甚。学者切不可执定脾肾以论先后，当于无形并有质上以求理，以言先后可也。相传有年，奉为准绳。余今剖析，质之高明。是是非非，尚祈指陈。

六客辨解

今人动云"六淫之气所伤"，六淫之气，即风、寒、暑、湿、燥、火是也。余谓六气，乃是六经之本气，每气各司六十日，以成一岁。何得称之曰客？所谓客者，是指六气节中不正之气也。不正之气在风令中则曰风客，在寒令中则曰寒客，在暑令中则曰暑客，在湿令中则曰湿客，在燥令中则曰燥客，在火令中则曰火客，非指六气即是六客也。

邪正之间，今人每多混淆。余所以辨而明之，更为之进一解曰：如邪伤太阳，则曰寒客；寒邪传至阳明，则曰燥客；燥客传至少阳，则曰暑客；暑客传至太阴，则曰湿客；湿客传至少阴，则曰火客；火客传至厥阴，则曰风客。此六客乃是论邪从太阳入内，气机流行之谓，非节令之谓。流行与节令，皆宜明辨，亦无容辨，只消按定仲景六经提纲病情，便知客之所处。论节令也可，论气机流行也可。总之，一令之中，主病亦有一定，不可不知。

胎前忌服药品辨解

近来有妊之妇，多有忌服药品，如半夏、大黄、巴豆、丑牛、槟榔、大戟、芫花、甘遂、麝香、三棱、莪术、附子、红花、三七之类，称为堕胎之品。凡有胎者，切不可服。今人死死记着，毫不敢易。余以为皆可服也，不必忌虑，总在看病之若何。如病果当服，半夏、大黄、附子一切药品，皆是安胎；病不当服，即参、茸、胶、桂亦能堕胎。奈世人之不讲理何！余故为有胎者劝。凡妇人有妊三四月，即当慎言语，节饮食，戒房劳，皆是保生之道。设或有病外感，须按定六经提纲，不必问乎药品；内伤认定阳虚阴虚，亦不必问乎药品；饮食气滞，仍带推荡，亦不必问乎药品。总之，邪去则正复，即是安胎。何今人之不察病情，而只计忌服药品。此皆《医方捷径》一家之私言，未明变化神而明之之道也。学者切切不可为药所惑，而酿成死亡之候。病家更要明白，医家亦不可大意。还有一等妊妇，专意堕胎，**眉批**：难道不去觅些三七、麝香，一切破血之药乎？竟不能堕，从可识也。

食气篇

夫人之所以奉生而不死者，惟赖有此先天一点真气耳。真气在一日，人即活一日；真气立刻亡，人亦立刻亡。故曰"人活一口气"，气即阳也，火也。又曰：人非此火不生。此火一存，凡后天一切食物，下喉一刻，立刻煅炼。食物之真气，皆禀诸先天、先地之真气，与人身之真气本同一气也，借食物之真气，以辅人身之真气，故人得食则生，不得食则死。所以饮食健旺之人，肌肉丰隆，精神倍加，由其盗得天地生物之真气独厚也。今人只知饮酒食肉以养生，谁知还是天地之真气日日在灌溉，呼吸不住在充周也。

人不能保全身内之真气，则疾病丛生。疾病者何？邪为之也。邪气之来，无论内邪、外邪，皆是阻隔天地之真气，不与人身之真气相合，身即不安，故曰病。必待邪去，而天地之真气与人身之真气仍旧贯通合一，始言无病。故医圣出而立法垂方，祛邪为急。明人身脏腑之由来、五行分布、阴阳充周、天人一气之道，借草木之真气以胜邪。邪居在上"上"字又作"表"字看，则以能制在上邪之品以攻之，邪去自然正复。推之在中、在下、在内、在外、在脏、在腑、在经、在络，药品皆有定主，内含生化之机，调燮之妙。总在学者留心讨理，明阴阳消长之变化，达顺逆吉凶之趋向，便知得天地即我身，我身即万物之身。万物、我身、天地，原本一气也。服食与服药，皆保生之要也。

一气分为六气图

太阳寒气
阳明燥气
少阳暑气
太阴湿气
少阴火气
厥阴风气

一气分为六气图

一气分为六气图说

今以一圈分为六层,是将一元真气分为六气。六气,即六经也。气机自下而上,自内而外,真气充满周身,布护一定不易。外邪入内,先犯外之第一层。第一层乃太阳寒水气化出路,故畏风恶寒,法宜宣散。治之不当,邪不即去,渐至第二层。二层乃阳明所主,阳明主燥,外邪至此,化为燥邪,故恶热,法宜清凉,不可妄用温燥。治之不当,邪不即去,渐至第三层。三层乃少阳所主,居半表半里之间,法宜和解。治之不当,邪不即去,渐至第四层。四层乃太阴所主,太阴主湿,邪与湿合,化成湿邪,湿多成泻,故吐泻病居多,法宜温中。治之不当,邪不即去,渐至第五层。五层乃少阴所主。少阴有两法:一邪从少阴心火为病,则火证居多,法宜清润;一邪从少阴肾水为病,则阴寒为重,法宜温经散寒。治之不当,邪不即去,渐至第六层。六层乃厥阴所主。厥阴有两法:一邪从风化为病,风为阳邪,故曰热深厥深,下攻而便脓血,上攻而为喉痹,法宜养阴清热;一从阴化为病,多见爪甲青黑、腹痛,法宜回阳。

仲景分配六经,标出六经,提纲病情,为认邪之法;又立出六经主方,为治邪之法。其间随邪变化,亦难尽举。学者细读三百九十七法、一百一十三方，便得步步规矩之道。兹再将六经主方圆通活泼之妙，略言一二。庶学者不执于方，明理为要，则得矣。

太阳经用药图

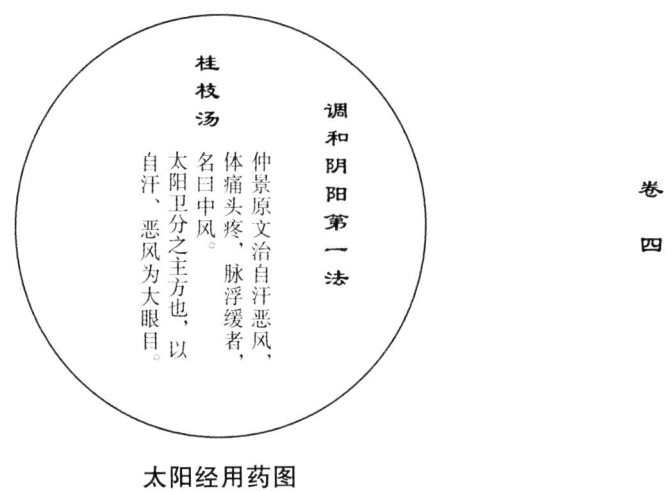

桂枝汤

调和阴阳第一法

仲景原文治自汗恶风，体痛头疼，脉浮缓者，名曰中风。太阳卫分之主方也，以自汗、恶风为大眼目。

太阳经用药图

风为阳邪，善动，从毛窍而入。风动于中，血液不藏，毛窍疏而不实，故见自汗出、恶风。

桂枝汤圆通应用法

按：桂枝汤一方，乃调和阴阳、彻上彻下、能内能外之方，非仅治仲景原文所论病条而已。想仲景立法之日，当是邪在太阳卫分时说法，就未言及别证皆可以用得。今人不明圣意，死守陈法，不敢变通，由其不识阴阳之妙、变化之机也，余亦粗知医，常于临证时多用此方，应手辄效。因思桂枝汤方原不仅治伤风证，凡属太阳经地面之病，皆可用得。兹特将经验病形略举一二于下，以便参究。

一治胸腹痛、背亦彻痛者。盖太阳之气，由下而上至胸腹，寒邪逆于太阳，则气机不畅，故胸腹痛而背亦彻痛。太阳行身之背，因腹中之气不畅，而背亦受之，故桂枝汤治之而愈。

一治通身寒冷。寒为太阳之本气，今见通体恶寒，是邪犯太阳之本气也。桂枝汤能扶太阳之气，故治之而愈。

一治小儿角弓反张，手足抽掣。太阳行身之背，因风中于背，太阳之经气不舒，经气卒闭，故见角弓反张。桂枝汤力能宣太阳之风邪，故治之而愈。

一治脑后生疮。脑后者，太阳经脉之所贯注者也。**眉批**：明得太阳行身之背，所有上部诸疮，以及上搭、中搭、下搭之类，皆可用也。风寒之邪逆于脑后，抑郁而成疮。桂枝汤宣散太阳之邪，故治之而愈。

一治周身皮肤作痒，时而恶风。周身毛窍乃太阳寒水气化出路，风寒之邪外干而不得入，逆于皮肤，抑郁生热，故周身作痒。桂枝汤能宣太阳抑郁之气，故治之而愈。

一治足跟痛，痛彻腰股。足跟与腰背，皆太阳经循行之道，因寒客之、邪闭之，故见以上病形。桂枝汤力能输太阳之气，故治之而愈。

一治小儿两腮肿，发热恶风。夫两腮近耳下，乃少阳、阳明地面，似不可与桂枝汤，今竟以此方治之而愈者，因其发热恶风，知太阳之邪逆于此也。

一治小儿发热痘出。盖痘本胎毒，欲出于外，必得太阳真气鼓动，方能引痘外出。桂枝汤扶助太阳之气，气伸而毒尽越于外，不遗于内，故此方又能治痘也。

一治妇人妊娠恶阻。妇人初妊，经气卒然不舒，营卫之气不畅，故见恶阻。桂枝汤能宣营卫，协和阴阳，故治之而愈。

一治发热恶风、下痢，日数十次。风邪犯于太阳，则表气不通；表气不通，则里气不顺，邪陷于下，故见下痢。桂枝汤宣风外出，表气顺则太阳之气升而不陷，故痢可愈。

按：此方，伤寒门尚有数证可用，至于加减变通，实多奇异，仲景已言之矣。学者细读仲景《伤寒》书，明其理而通其变，则得活泼之妙，内外兼备之道也。

太阳经腑用药图

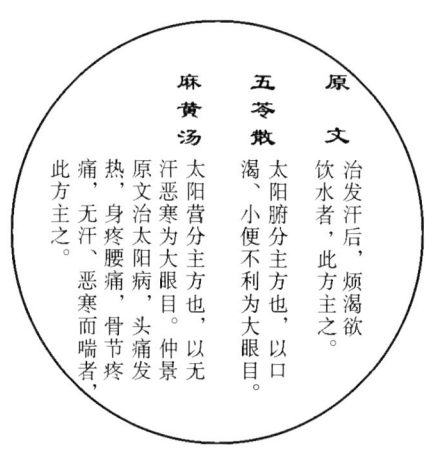

太阳经腑用药图

原文：治发汗后,烦渴欲饮水者,此方主之。

五苓散：太阳腑分主方也,以口渴、小便不利为大眼目。

麻黄汤：太阳营分主方也,以无汗恶寒为大眼目。仲景原文治太阳病,头痛发热,身疼腰痛,骨节疼痛,无汗,恶寒而喘者,此方主之。

寒为阴邪,从毛窍而入,寒主静而不动,毛窍密而不疏,故见无汗恶寒。

邪不传经而传腑,故见口渴、小便不利。五苓散功专利水,水道利则太阳气舒,邪亦从此而解。

桂、麻二方是祛邪从上出者也,五苓散是祛邪从下出者。惟此三方,可称太阳首尾专主之方也。

麻黄汤、五苓散圆通应用法

一治痘初出而忽隐,壮热,无汗者。盖痘之初出,全借太阳一点真气鼓动,运毒外出。今壮热而痘忽隐,是因其感受外寒,闭束气机,抑郁生热。麻黄汤能开腠理，祛寒外出，邪去则正安，痘自外出，而人自平安。若壮热太甚，烦躁饮冷者，又可于方内加石膏。

一治肩背沉重，觉内冷者。盖肩背之沉重，寒之滞也。寒滞于内，故觉内冷。麻黄汤轻清属阳，力能祛寒外出，肩背正属太阳所主，故治之而愈。

一治两脚弯发起红块，痛甚。脚弯地面，乃太阳经循行之道，今为寒邪闭束，阻其气机，遏郁而起红块，痛甚。麻黄汤力能散太阳之寒，故治之而愈。

一治大便泻水，而小便全无者。此病夏月居多，由暑邪拂郁，扰乱正气，以致阑门失职，津液不行于膀胱，而直趋大肠。五苓散力能化膀胱之气，故治之而愈。

一治头晕、咳嗽、呕吐、腹胀、小便短。病形虽现头晕、咳嗽、呕吐，总缘膀胱气化不运，水湿之气不得下降，气机必返于上，上干清道，故现以上病形。五苓散功专利水，水气下降，气机自顺，故病自愈。

一治霍乱吐泻，思饮冷水者。此病上吐下泻，理应着重太阴，其所以用五苓者，盖以吐泻之病，无小便也；又见渴而思水，正是太阳腑证提纲，故五苓为要药。其所以致吐泻者，皆由太阳气化失运，中宫失职。此刻先治太阳，然后理中，庶为正治，亦经权之道也。

二方伤寒门尚有数证当用，至于加减变通，仲景言之甚详，兹不赘。

阳明经证用药图

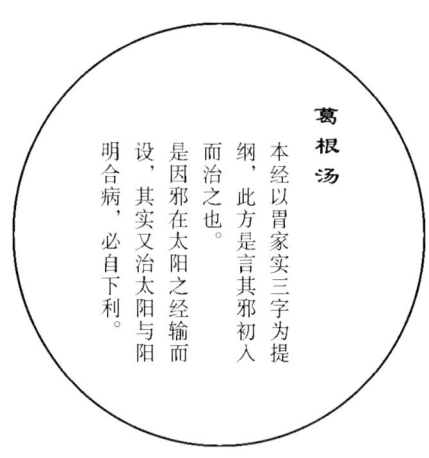

葛根汤　本经以胃家实三字为提纲，此方是言其邪初入而治之也。是因邪在太阳之经输而设，其实又治太阳与阳明合病，必自下利。

阳明经证用药图

盖太阳主开，阳明主阖。今阳明为太阳之邪所逼，不从本经之阖，而从太阳之开，开于下，故下利也。

葛根汤圆通应用法

一治周身发热，发现斑点、呕吐。夫周身肌肉皆属阳明，阳明主发热，不恶寒，今为外邪抑郁，壅于阳明，故发热而现斑点、呕吐者，皆邪毒上壅外出之故。葛根汤力能祛邪外出，随其邪之所向而祛之，故愈。

一治两眼皮红肿痛甚。眼皮上下皆阳明所主，今为风热所闭，抑郁而为红肿痛甚。葛根汤力能解阳明风热，故治之而愈。

一治两乳红肿发热。两乳地面，乃阳明所主。今外感之邪，伏于两乳间，故见红肿痛甚。葛根汤专祛阳明之邪，治之故愈。

一治小儿痘初现点。夫痘毒自内出外，既在现点，此刻毒邪尽在肌肉之间，肌肉属阳明，葛根汤力能宣通肌肉之邪，不使痘毒遗留于内，发透为佳，然后另行养浆之法。若已发透，即不可用此。

此方功用颇多，加减法亦多，仲景《伤寒》书言之甚详，兹不复赘。

阳明腑证用药图

白虎汤

阳明腑分主方也。服桂枝汤大汗出后，大烦渴不解，脉洪大者主之。又云渴欲饮水，无表症者，此方主之。

阳明腑证用药图

此方本列于太阳篇中，而又曰治阳明腑证者，盖以太阳之邪，服桂枝汤大发汗，表邪既解，而阳明之血液已伤。阳明乃气多血多之腑，今血液骤伤，阳明之内热立作。若不急用白虎以清热，人参以养血液，邪火益盛，即有不可扑灭之势，故白虎又是阳明腑分方也。

白虎汤圆通应用法

一治上消证。夫上消者，渴而多饮也。由邪火在胃，血液大伤。血为阴，阴伤而引水以救者，阴与阴相亲也。白虎汤力能灭火以存阴，故治之而愈。

一治心下一寸间发生疮疾，红肿痛甚。

按：心下一寸，乃胃之上口也。因邪热结于胃之上口间，故发生疮疾。白虎汤专清胃热，故治之而愈。

一治牙龈红肿痛甚，饮冷。夫牙龈乃阳明所主，今胃火聚于上，故见红肿痛甚，又见饮冷，知其邪火伤阴。白虎汤力能清胃热，故治之而愈。

一治两乳红肿痛甚。两乳乃阳明脉过之所，今见红肿痛甚，是胃中之邪热壅滞所致也。白虎汤专清胃热，热邪去而肿自消，故治之而愈。

一治谵语、遗尿、口不仁而面垢，三阳并病。谵语者，邪热入于阳明之腑也；遗尿者，邪热合于太阳之腑也；口不仁而面垢者，邪热合于少阳之腑也。白虎汤力能清热，一热清而三病立解，故治之而愈。

此方功用颇多，加减变通亦多，《伤寒》书言之甚详，其中，尚有背恶寒一证，亦用之。学者当辨而明之。

阳明里证用药图

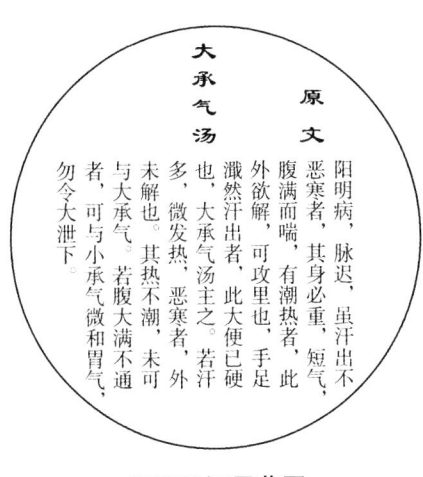

原文

阳明病，脉迟，虽汗出不恶寒者，其身必重，短气，腹满而喘，有潮热者，此外欲解，可攻里也，手足濈然汗出者，此大便已硬也，大承气汤主之。若汗多，微发热，恶寒者，外未解也，其热不潮，未可与承气汤。若腹大满不通者，可与小承气汤，微和胃气，勿令大泄下。

大承气汤

阳明里证用药图

凡用此方，必须审察的确，总要知道"胃家实"三字提纲。何谓胃家实？如大小便不通是也；大便硬、腹满是也；狂妄奔走，叫骂不避亲疏是也；潮热，谵语是也。种种不一，务宜斟酌，不可猛浪。

大承气汤圆通应用法

一治咳嗽，声如洪钟。夫咳嗽之病，似不可以与此方。其所以必用此方者，诚以咳嗽声洪，乃邪火旺极之征，火刑于肺。若不亟用此方以扑灭其火，肺有立坏之势，故不得不用之也。

一治食入即吐。夫食入而出，亦非可下之候。其所以可下者，盖以吐则为逆，非寒即火。今食入而出，是胃中之火逆行于上，其食故不得下降也。但寒与火虽辨明，方可用此。

一治头晕，人昏乱无主，三五日一发。夫头晕之证，原非应下之候。其所以应下者，盖以阴血虚极，不能制其亢龙，龙奔于上，则浊火乱其神明，故昏昏无主。大承气汤力能制其亢龙，故治之而愈。

此方，吴又可《温疫论》条中，可用此方有三十余证，《伤寒》阳明本篇可用六七证，少阴篇急下可用有三证，兹不备举。学者务宜熟读仲景《伤寒》书，但得圆通应用变化之道，切不可死守原文，当以明理为要。

少阳经用药图

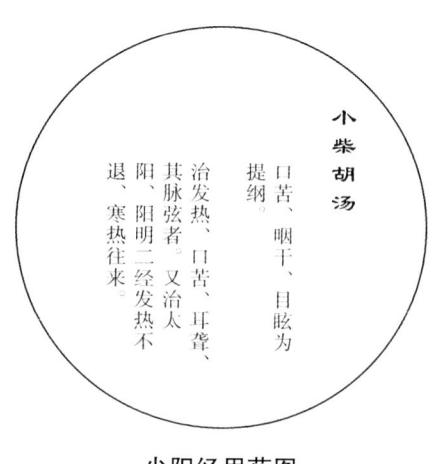

少阳经用药图

此方虽名为少阳方，究意总是太阳经所感受的这一点邪气种子，不能从胸出去，逆于胸胁之间，阻其少阳升降之机，故少阳之经证作。其方治少阳，实是治太阳也。

小柴胡汤圆通应用法

一治两胁胀痛。夫两胁乃少阳所主，今见胀痛，是少阳之气抑郁不舒也。柴胡汤力能舒少阳之气，故治之而愈。

一治头响，两侧胀。夫头之两侧，乃少阳所主。今见胀而响，是少阳之火浮于上也。柴胡汤力能治少阳之经，倍黄芩力能清少阳之火，故治之而愈。

一治两耳红肿痛甚。夫两耳前后俱属少阳所主。今见红肿痛甚，是风热之邪聚于少阳也。柴胡汤力能治少阳之风热，故治之而愈。

一治疟疾。夫疟之为病，多缘外邪伏于少阳，不能从转输而出，少阳居半表半里，邪欲从阳明而出则热，欲从太阴而入则寒。诸书云"疟不离少阳"，皆是明少阳之经气不舒，转枢失职，邪故伏而不去。小柴胡汤力能伸少阳之气，少阳之气伸，转枢复运，邪自从此而出，病自愈而人自安也。

一治吐酸、不食。夫不食而吐之证，属于太阴，理宜温中健脾，今见不食吐酸，明是木气不舒，上克脾土，土畏木克,故不食。酸属木,乃是禀少阳热气所化,土木相凌,故见以上证形。小柴胡力能舒少阳之气,少阳之气舒,即不克制脾土,两经之气平,而病自不作矣。

一治妇女热入血室,谵语。夫肝乃藏血之所,肝与胆相为表里,胆移热于肝,热入血室,故见谵语。柴胡汤力能治肝胆邪热,故治之而愈。

按：此方功用颇多,加减变化亦无穷,《伤寒》书言之甚详,兹不赘。

太阴经用药图

太阴篇内有桂枝加芍药汤、桂枝加大黄汤,皆是太阳误治,邪陷于太阴而设,不得谓为太阴主方。学者须知。

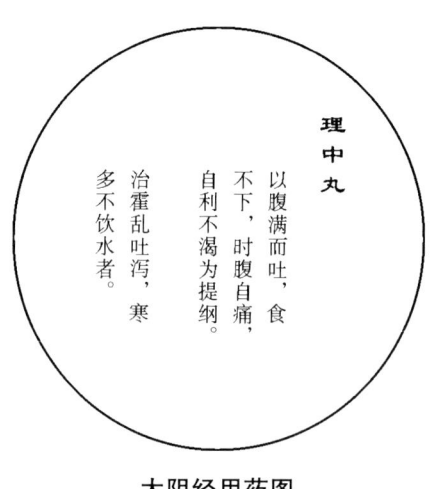

太阴经用药图

理中汤圆通应用法

一治吐血。夫吐血之证，多由中州失运，阴血遂不归经，瘀滞闭塞清道，以致清阳不升，阴血僭上，便成血逆。理中汤力能调中州之气，中州健运，血自归经，其病自已。

一治四肢浮肿。夫四肢属土，土虚则元气发泄，不能潜藏，故见四肢浮肿。理中汤力能温暖脾胃，脾胃有权，元气不致漫散，故治之而愈。

一治心下嘈杂，吐水。夫心下一寸，乃胃之上口。胃主纳而脾主运，脾气衰而不运，津液上逆于胃口，以致心气不宁，故嘈杂，吐水即是明验。理中汤力能温暖中宫，脾土健运，水气下行，嘈杂、吐水自已。

一治咳嗽，吐清水。夫咳唾之病，属于肺经，理应从肺施治。今独用理中者，原由中州失运，水聚于上，肺气欲下降而不能，故咳唾清水。理中汤力能健脾，脾土健而水湿下趋，肺气降而咳唾自已。

一治唾水不休。夫唾水之病，多属胃冷。理中汤能温暖中宫，土暖而水湿自消，唾病立愈。

一治呃逆不休。夫呃逆之病，原有寒热之分。果属胃寒而呃逆不休。理中汤能温中，中寒去而呃逆自已。

一治手足微冷，少神。夫四肢逆冷之证，原有四逆之法。此乃微冷、少神。明系中州气衰，不能充周四肢。理中汤大能温暖中宫，中州气旺，肢冷自愈。

按：此方功用最多，加减变通更多，姑举数条，以便学者参悟。

少阴经用药图

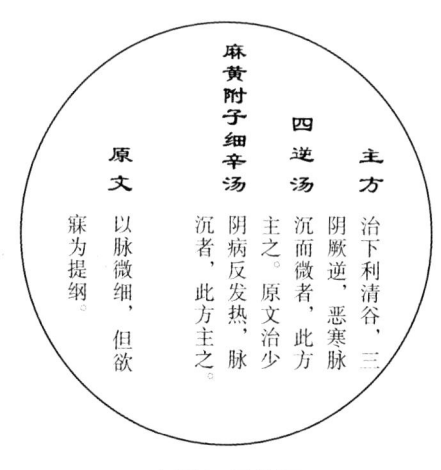

少阴经用药图

按：少阴乃水火交会之地，元气之根，人身立命之主也。病至此际，是元气衰极，剥至于根。仲景立四逆，究竟是专为救这点元气说法。主方却又云"治三阴厥逆"，可知这一点元气，彻上彻下，包罗天地。此方不独专为少阴立法，而上、中、下三部之法俱备。知得此理，便知得姜、附之功也。今人不知立极之要，不知姜、附之功，故不敢用也。非不敢用也，不明也。

麻黄附子细辛汤、四逆汤圆通应用法

一治怠嚏不已。夫嚏之为病，多缘少阴受寒。麻黄附子细辛汤力能祛少阴之寒，故治之而愈。盖肾络通于鼻，嚏属肾，故知病在少阴也。

一治腰痛难于转侧。夫腰痛之证，原有数端。今见转侧难者，明是肾脏不温，阴寒滞于内也。麻黄附子细辛汤力能温经散寒，故治之而愈。

一治周身皮肤浮肿，内冷身重。夫周身浮肿，内冷身重者，盖以先天之阳衰于内，寒湿之邪即生于内，故见身重内冷。寒湿太盛，则真气不藏，散于周身，无阳以运化，故又见浮肿。麻辛附子汤力能温肾扶阳，祛阴逐寒，故治之而愈。

一治头脑冷。夫脑为元神之府，清阳聚会之处，如何得冷？其所以致冷者，由命门火衰，真气不能上充。四逆汤力能扶先天真阳，真阳旺而气自上充，故治之而愈。

一治气喘痰鸣。夫气喘之证，举世皆谓肺寒。不知先天这一点真气衰，即不能镇纳浊阴之气，阴气上腾，渐干清道，故见痰喘。四逆汤力能温下焦之阳，故治之而愈。

一治耳肿，皮色如常。夫耳肿之证，每多肝胆风火。今见皮色如常，明是阴气逆于上也。四逆汤力能扶阳祛阴，治之故愈。

一治舌黑唇焦，不渴，少神。夫舌黑唇焦之证，多因阳明胃火而作。果系阳明胃火，必现烦躁、口渴饮冷、二便闭塞等情。此则舌黑唇焦，其人并不口渴，却又少神，明是真阳衰极，不能熏腾津液于上。当知阳气缩一分，肌肉即枯一分，此舌黑唇焦所由来也。四逆汤力能回先天之阳，阳气一回，津液复升，焦枯立润，故治之而愈。

一治喉痛、畏寒、脚冷。**按：**喉痛一证，原非一端。此则畏寒脚冷，明是少阴受寒，逼出真火浮于喉间，故喉痛而脚冷。四逆汤力能温少阴之气，逐在里之寒，故治之而愈。

一治喉痛、身大热、面赤、目瞑、舌冷。夫喉痛、面赤、身热，似是阳症；又见目瞑、舌冷，却是阴盛隔阳于外之征。四逆汤力能祛逐阴寒，迎阳归舍，故治之而愈。

一治吐血困倦。夫吐血一证，总缘地气上腾，升降失职。人身气为阳，主升；血为阴，主降。今当升者不升，不当升者而反升，明明阴血太盛，上干清道。古人云"益火之源，以消阴翳"，是教人补火以治水也。又云"壮水之主，以制阳光"，是教人补水以治火也。四逆汤力能补火，故治之而愈。**眉批**：认得血是水，气是火，便敢用姜、附，便知此方之妙也。

一治齿缝流血。夫齿乃骨之余，本属肾。肾为水脏，先天之真阳寄焉，以统乎骨分中之血液。真阳不足，不能统摄血液，故见血出。四逆汤力能补肾中之阳，治之故愈。

一治朝食暮吐，完谷不化。夫饮食入胃，固以胃为主。然运化之机全在先天命门这一点真火，始能运化。真火一衰，即不能腐熟谷水，而成完谷不化、朝食暮吐者。暮为阴盛之候，阴气上僭，心肺之阳不能镇纳，故听其吐出也。四逆汤力能补命门真火，故治之而愈。

一治足心夜发热如焚，不渴，尿多。夫足心发热如焚，人皆谓阴之虚也。夫阴虚由于火旺，火旺之人，尿必短赤，口必饮冷，理势然也。今则不渴而尿多，明是下焦无阳，不能统束肾气，以致阴火沸腾，故见足心发热如焚也。四逆汤力能补火，火旺即能统束群阴，故治之而愈。此病余亲身患过，并治好多人，此法即是丙夺丁光之义也，知得丙夺丁光，便知得阳衰不能镇阴的旨归也。

一治面赤发热，汗出抽掣。夫面赤发热，汗出抽掣，近似中风，其实不是，务必仔细斟酌。如其人本体有阴象足征，即不可当作风热，须知面赤、发热者，阳越于外也；汗出、抽掣者，阳亡于外，不能支持四维也。四逆汤力能回阳，阳回则诸症自已。

一治大便下血，气短少神。夫大便下血，固有虚实之分。此则气短少神，必是下焦之阳不足，不能统摄血液。四逆汤力能扶下焦之阳，阳旺则开阖有节，故治之而愈。

一治头摇，面白少神。夫头摇之证，人目之为风，而余于此证，察其人面白少神，知其为清阳不升，元气虚极，不能镇定也。四逆汤力能扶阳，真阳一旺，即能镇定上下四旁，故治之而愈。

一治背冷目瞑。夫背为阳中之阳，不宜寒冷，今又背冷而目瞑，明是先天真阳衰极，阴寒内生，阴盛则阳微，故目瞑而背冷也。四逆汤力能扶先天真阳，故治之而愈。

一治舌肿硬而青。夫舌肿一证，似乎心火旺极，不知舌肿而青，此乃阴寒太盛，逼出真火，欲从舌尖而出，故见肿硬青滑。四逆汤力能补火，祛逐阴寒，故治之而愈。

一治唇肿而赤，不渴。夫唇肿之证，近似胃火，胃火之肿，口必大渴。今见病人唇肿而口并不渴，可知阴火出于脾间。四逆汤功专补阳，阳旺则阴火自消，故治之而愈。

一治鼻涕如注，面白少神。夫鼻涕一症，原有外感、内伤之别。此则面白无神，明是真阳衰于上，不能统摄在上之津液。四逆汤力能扶坎中真阳，阳旺自能统纳，故治之而愈。

一治尿多。夫尿之多，由于下焦之火弱，不能收束故也。惟四逆汤力能补下焦之火，故治之而愈。

一治周身发起包块，皮色如常。夫周身发起包块，疑似风热阳邪，此则皮色如常，却是阴邪僭居阳位。四逆汤力能扶阳，阳旺则阴邪自伏，故治之而愈。

一治周身忽现红片如云，不热不渴。夫周身发现红云，人孰不谓风火郁热于皮肤？夫风火郁热之证，未有不发热而即作者，亦未有口不渴而即谓之火者，此处便是认证机关。余每于此证认作阳衰，阴居阳位，以四逆汤治之而愈。

一治发热谵语，无神，不渴。夫发热谵语，世人皆谓热伏于心，神无所主也。不知阳证热伏于心，精神不衰，口渴饮冷，小便亦必短赤。此则无神、不渴，明是真阳衰极。**眉批**："全在"无神"二字上定案。发热者，阳越于外也；谵语者，阴邪乘于心，神无所主也；不渴、无神，非邪火也。四逆汤力能回阳，阳回则神安，故治之而愈。

一治两目白睛青色。夫白轮属肺，金也。今见纯青，目无白色，是金气衰而肝木乘之也。妻乘于夫，是乾刚不振，纯阴无阳之候，多在死例。四逆汤力扶坎中之金，**眉批**：坎中一点真金即真阳也，人活的即此。金气一旺，目睛自然转变，故治之而愈。

一治两目赤雾缕缕，微胀不痛。夫目窠乃五脏精华所聚之地，原着不得一毫客气。今见赤雾缕缕，疑是阳火为殃，不知阳邪痛甚、胀甚，此则微胀不痛，明是阳衰于上，不能镇纳下焦浊阴之气，地气上腾，故见此等目疾。四逆汤力能扶阳祛寒，阳光一照，阴火自灭，故治之而愈。

按：此方功用颇多。得其要者，一方可治数百种病；因病加减，其功用更为无穷。余每用此方，救好多人。人咸目余为"姜附先生"，不知余非专用姜、附者也，只因病当服此。难道余不会写几个参、地、归、芍、芩、连、栀、柏之方乎？只因世风日下，不究病之阴阳，专究方药之平稳。不知水懦弱，民狎而玩之，多死焉。火猛烈，民望而畏之，鲜死焉。总之，水能生人，亦能死人；火能生人，亦能死人。余非爱姜、附，恶归、地，功夫全在阴阳上打算耳。学者苟能洞达阴阳之理，自然头头是道，又奚疑姜、附之不可用哉！

厥阴经用药图

> **乌梅丸**
>
> 以消渴,气上撞心,心中疼热,饥而不欲食,食则吐蛔,下之利不止为提纲。原文主治伤寒脉微而厥,至七八日,肤冷,其人躁无暂安时者,此为脏厥,非蛔厥也。蛔厥者,其人当吐蛔。今病者静而复时烦,须臾复止,得食而呕,又烦者,蛔闻食臭出,其人当吐蛔。蛔厥者,乌梅丸主之,又主久利方。

厥阴经用药图

按：厥阴为阴经，阴极则生阳，故多寒热错杂。又肝主宗筋玉茎，人性多思淫，心火一动，玉茎必举，发泄不遂，多生邪热，亦多见寒热错杂。此受病之源，人多不察。仲景立乌梅丸，寒热并投，大有灼见，并非专为虫立法。凡厥阴一切证候，莫不备具。舒驰远先生谓此方不是，未免执一。

乌梅丸圆通应用法

一治巅顶痛。夫厥阴之脉会于巅顶，今见巅顶痛者，是厥阴之邪侵于上也。乌梅丸专主厥阴，故治之而愈。

一治睾丸肿痛。夫睾丸，俗称为外肾，世人多以肾目之，不知此乃木之余气所生。古贤配之卦，震，木也。二阴一阳，二睾丸为偶，玉茎一为奇，奇居腹面，丸居背面，所配确乎不爽，而世人盖未之细求其理也。余每于此处病，多以乌梅丸治之而愈。

一治腹痛、饮冷。夫腹痛、爪甲青，明是厥阴阴寒之气，阻其真阳运行之机，邪正相攻，故见腹痛。既云寒邪，何得饮冷？必是阴极阳生，见此寒热错杂。乌梅丸寒热并用，故治之而愈。

按：此方功用最多，颇难尽举，姑列一二条，以备参究。其中之精义，修园先生言之甚详，学者可熟读而深思之，便得立法、立方之意，而于厥阴一切证候，莫不应手辄效也。

图书在版编目（CIP）数据

医法圆通／（清）郑钦安著．—太原：山西科学技术出版社，2023.3

ISBN 978-7-5377-6243-4

Ⅰ.①医… Ⅱ.①郑 Ⅲ.①中医学—临床医学—中国—清代 Ⅳ.①R249.49

中国版本图书馆 CIP 数据核字（2023）第 035554 号

医法圆通

出 版 人	阎文凯
原 著 者	（清）郑钦安
校 注 者	周劲草
责 任 编 辑	王 璇
封 面 设 计	吕雁军
出 版 发 行	山西出版传媒集团·山西科学技术出版社
	地址　太原市建设南路21号　邮编　030012
编辑部电话	0351-4922135
发 行 电 话	0351-4922121
经　　　销	各地新华书店
印　　　刷	山西苍龙印业有限公司
开　　　本	890mm×1240mm　1/32
印　　　张	6.25
字　　　数	130千字
版　　　次	2023年3月第1版
印　　　次	2023年3月山西第1次印刷
书　　　号	ISBN 978-7-5377-6243-4
定　　　价	26.00元

版权所有·侵权必究

如发现印、装质量问题，影响阅读，请与发行部联系调换。